rororo

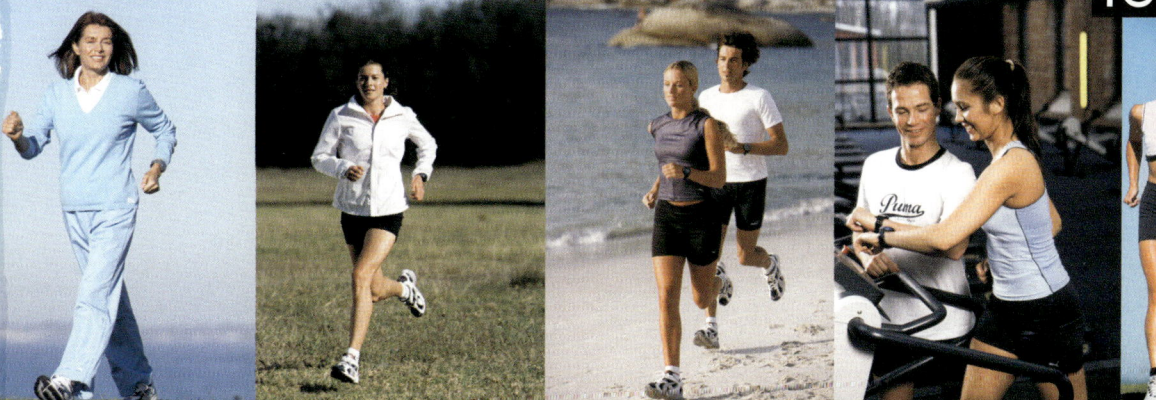

rororo sport ■ Herausgegeben von Bernd Gottwald

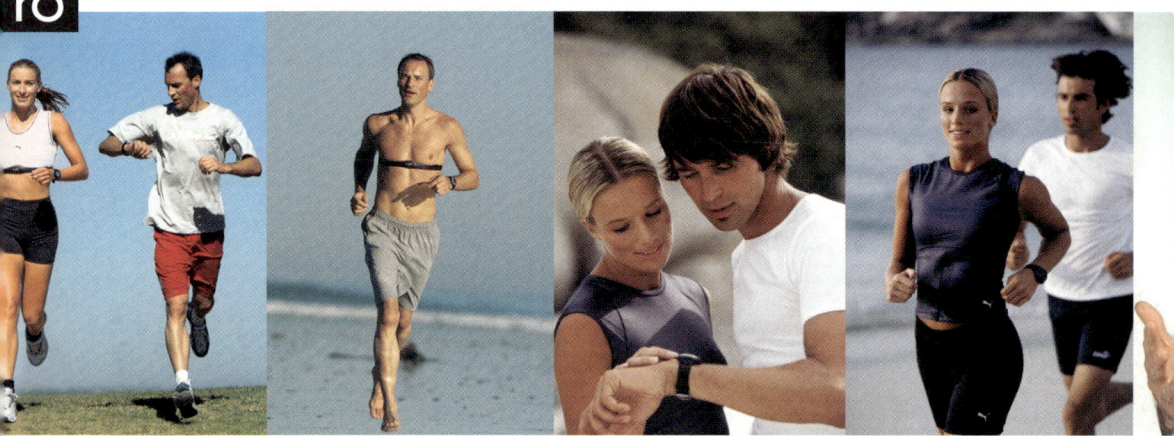

# Ole Petersen

## POLAR®
## So einfach ist Fitness

Mein persönlicher Ausdauertrainer

Rowohlt Taschenbuch Verlag

Für Norbert & Bettina – und für alle Freunde bei und von POLAR!

Originalausgabe ■ Veröffentlicht im Rowohlt Taschenbuch Verlag GmbH, Reinbek bei Hamburg, August 2002 ■ Copyright © 2002 by Rowohlt Taschenbuch Verlag GmbH, Reinbek bei Hamburg ■ Umschlaggestaltung any.way, Barbara Hanke/Cordula Schmidt (Fotos: Polar Electro GmbH) ■ Layout Birgit Meyer ■ Satz Swift und Frutiger (PostScript) QuarkXPress 4.11 ■ Gesamtherstellung Clausen & Bosse, Leck ■ Printed in Germany ■ ISBN 3 499 61024 8

Die Schreibweise entspricht den Regeln der neuen Rechtschreibung.

# Inhalt

# Vorwort

Liebe Leserin, lieber Leser!

Sie haben sich entschieden, Ihre Gesundheit und Ihre Fitness persönlich in die Hand zu nehmen – dazu herzlichen Glückwunsch! Sie gehören damit bereits zu einem erlesenen Kreis in der Bevölkerung, denn obwohl die Kosten im Gesundheitswesen explodieren, bleibt die Mehrheit lieber untätig. Mit dem Einsatz eines Herzfrequenzmessgerätes können Sie dazu noch Ihr Bewegungsprogramm zielgerichtet und effizient steuern. Nach heutigem Stand der Technik kämen wir wohl kaum auf die Idee, ein Auto ohne die nötigen Messinstrumente zu bewegen. Mit dem Tacho überwachen wir die Geschwindigkeit, mit dem Drehzahlmesser steuern wir den Motor in den effizientesten Drehzahlbereich, um möglichst umweltfreundlich und materialschonend zu fahren. Etwa ähnlich verhält es sich mit unserem Körper: Wir möchten ihn effizient trainieren, aber nicht überfordern. Unsere Herzfrequenz, die wir mit einem Herzfrequenzmessgerät während der Bewegung mühelos und fortwährend überwachen können, ermöglicht ein Zeit sparendes Training ohne «leere» Kilometer bzw. Stunden.

Weniger eine bestimmte *Methode* als vielmehr Ihre *Motivation* ist entscheidend auf dem Weg zu einer besseren Fitness. So ist es uns (den Menschen bei POLAR und dem Autor) ein wichtiges Anliegen, Ihnen durch dieses Buch so viel Motivation wie möglich mit-

zugeben. Es möchte vor allem der Zielgruppe Beginner, Wiedereinsteiger und bisherige Bewegungsmuffel gerecht werden.
Sie möchten Ihre Fitness, Kondition und Ausdauer gezielt und
mit wenig Aufwand verbessern. Dabei haben Sie schon einige
Dinge über Fitness, Ausdauer und Training nach Puls gehört bzw.
gelesen, aber so richtig klar ist Ihnen noch nicht, wo und wie Sie
am besten Ihr Vorhaben anpacken sollen. Je mehr Sie hören und
lesen, umso widersprüchlicher sind die Aussagen, und statt Klar-
heit macht sich eine leichte Verwirrung breit – keine Panik, das
ging den meisten Personen am Anfang genauso.
Vielleicht haben Sie auch schon einiges ausprobiert, beim Joggen,
mit dem Rad oder im Fitness-Center – aber der durchschlagende
Erfolg ist bis jetzt ausgeblieben. Genau für Sie ist dieses Buch gedacht! So werden Sie für einige Ihrer eigenen Gedanken Bestäti-
gung und dazu eine klare und strukturierte Anleitung finden,
wie Sie mit einer persönlichen Lösung und einem angemessenen
Zeitaufwand Ihre Ziele erreichen können.

## Aller Anfang ist schwer?

Für den Start in Ihr Fitness- und Gesundheitsprogramm ist die
Grundlagenausdauer als Basis jeder Leistungsfähigkeit das Maß
der Dinge. Und diese Grundlage zu bekommen ist angenehmer
als bisher gedacht, mit dem sanften 3-L-Training = Langsam,
Lange und Locker!
Mit dieser Trainingsmethode hat mein achtköpfiges Team aus
Sportmedizinern und Trainingspraktikern in den letzten 13 Jahren extrem positive Erfahrung sammeln können.
So liegt der Anteil der Personen, die ihr Fitness-Programm langfristig (für mehr als zwei Jahre) in ihren Alltag integrieren konn-
ten, bei mehr als 60 %!
Vielen potenziellen Fitnesswilligen ist der Einstieg in ein langfris-
tiges Fitness-Programm gleich am Anfang schwer gemacht worden. Geblendet von zu ehrgeizigen Leistungsgedanken, wird sich
z. B. beim Joggen bis zum Erbrechen verausgabt, nur um einen bestimmten Kilometerschnitt einhalten zu können. Oder im Fitness-

Center strampeln sich Untrainierte auf Spinningbikes oder in den Aerobic-Kursen ab. Da sich der gewünschte Ausgleich zu Beruf und Familie nicht einstellt, wird das Training nach einigen Wochen abgebrochen. Was für den Trainierten eine Freude ist, ist für den Anfänger eher eine Qual, doch leider wird dies selten differenziert betrachtet.

Der Mensch als Individuum ist auch mit einem individuell angepassten Training am besten bedient. Mit dem Einsatz eines Herzfrequenzmessgerätes können Sie Ihr Programm individuell steuern. Für den ersten Einstieg liefert Ihnen dieses Buch seriöse und realistische Tipps und einen Leitfaden; scheuen Sie sich jedoch nicht, professionellen Rat einzuholen. Mit den besten Trainingsprinzipien nach Herzfrequenz sind die OwnZone®-Center und die OwnZone®-Guides vertraut (siehe Kontaktadressen im Serviceteil).

Wir wünschen Ihnen gute Fitness und eine lange Gesundheit!

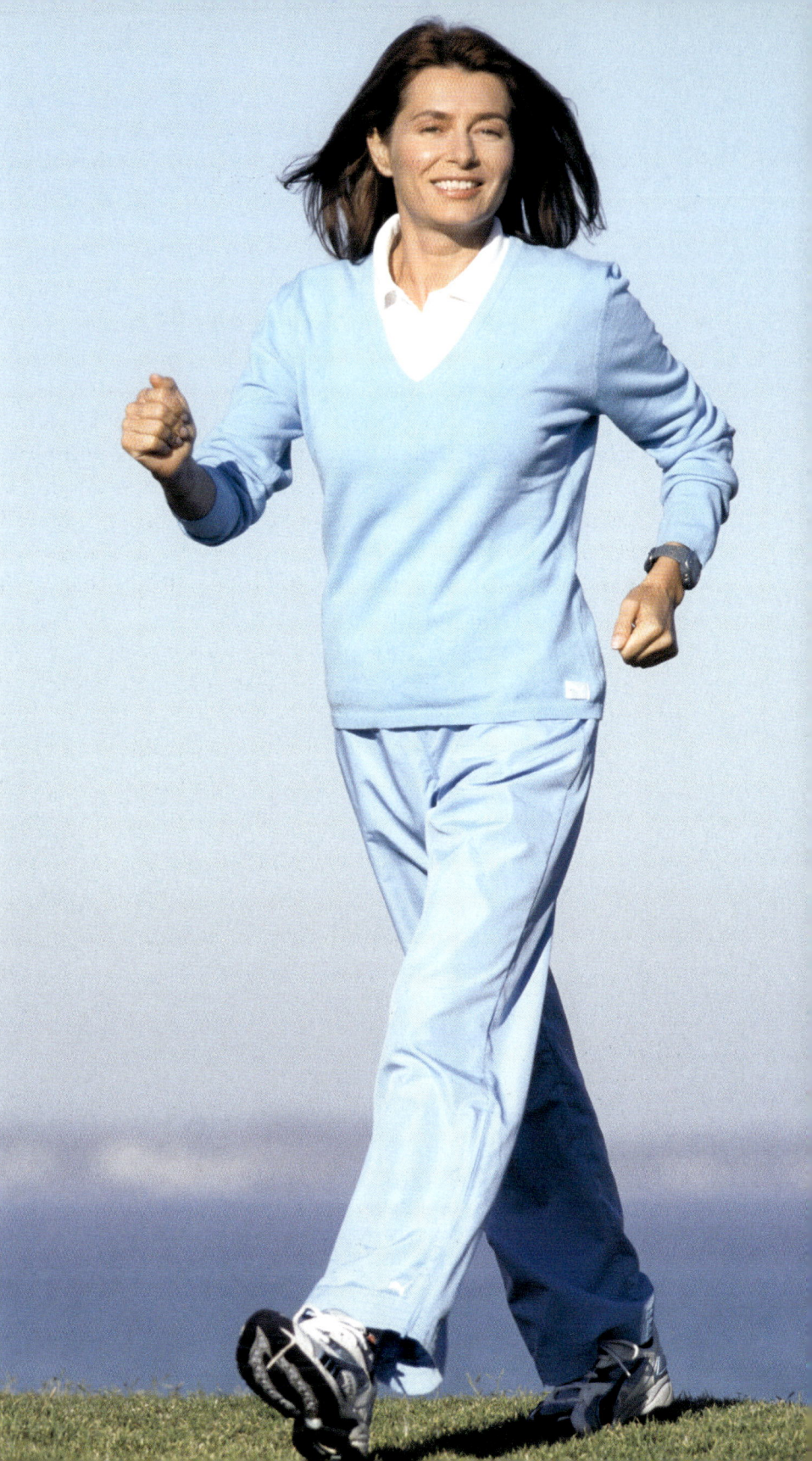

# Fitness & Gesundheit

«Fit sein» ist ein Prädikat unserer modernen Leistungsgesellschaft. Dabei wird dieser Ausdruck bei weitem nicht nur für die
Umschreibung einer möglichen körperlichen Leistungsfähigkeit
gebraucht, sondern in allen Bereichen des täglichen Lebens. Unsere Computer mussten *fit sein* für den Jahrtausendwechsel, Banken
und Unternehmen mussten *fit sein* für den Euro, Kinder müssen
*fit sein* für die Schule, Erwachsene müssen *fit sein* für den Job, und
das Auto muss *fit sein* für den Winter. So wundert es kaum, wenn
jeder von uns ein leicht anderes Verständnis von Fitness hat. Was
kommt Ihnen als Erstes in den Sinn? Wenn Sie jemandem mit
zwei Begriffen erklären sollten, was Sie persönlich unter Fitness
verstehen, welches sind die zwei Worte? Notieren Sie diese ganz
spontan:

1. 
2. 

Was immer Sie notiert haben – es stimmt, denn Fitness ist zunächst eine «leere Worthülse», die jede Person anders mit Leben
füllt. Was Sie sich konkret für Ihre Fitness wünschen, werden wir
später noch herausfinden.
Körperlich «fit zu sein» ist modern und zugleich ein Ausdruck für
Gesundheit, Wohlbefinden und Leistungsfähigkeit. «Mens sana in
corpore sano» – in einem gesunden Körper wohnt ein gesunder
Geist, und so wundert es kaum, wenn viele wissenschaftliche Studien belegen, dass eine gute körperliche Fitness korreliert mit
einer stabilen und motivierten Psyche.
Dabei bedeutet körperliche Fitness für den stressgeplagten Mana-

ger, für die betagte Großmutter und für den Marathonläufer jedes Mal etwas anderes.

## Was ist Fitness genau?

Ungeachtet der Definitionen der Sportwissenschaft wird das Wort Fitness häufig als Oberbegriff für die motorischen Grundfunktionen unseres Körpers verwendet. Vereinfacht dargestellt:

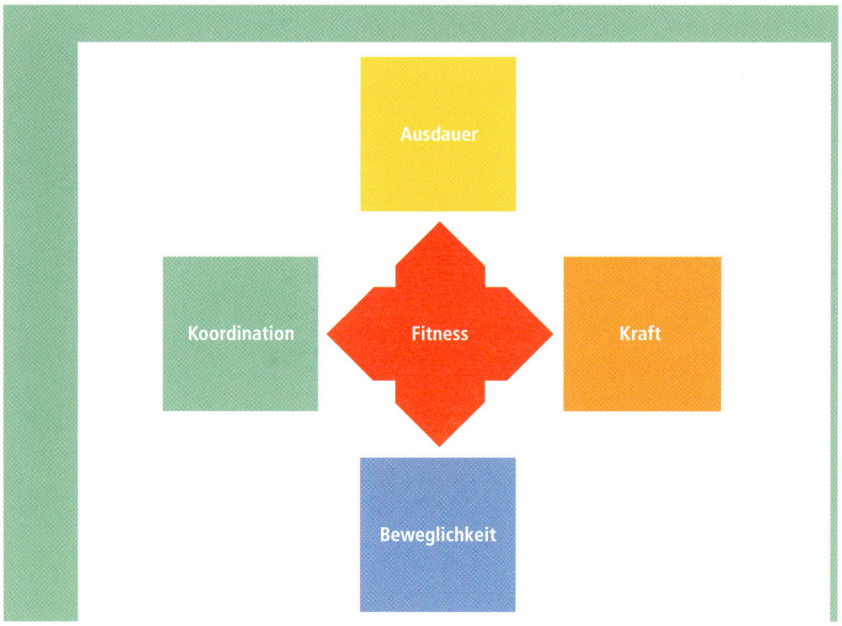

Je nach Definition werden *Schnelligkeit* und *Koordination* als weitere Fähigkeiten ebenfalls mit aufgeführt. In moderneren Definitionen kommt noch die Körperzusammensetzung (Verhältnis aktive Muskelmasse zu inaktivem Körperfett) mit ins Spiel. Gesundheitsorientierte, körperliche Fitness besteht aus vier Komponenten:

1. Ausdauer (= Aerobic Fitness)
2. Kraft (= Muscular Fitness)
3. Beweglichkeit (= Flexibility)
4. Körperzusammensetzung (= Body Composition)

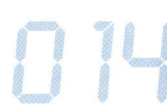

Sicher werden je nach Sportart, individueller Ausgangslage und persönlicher Zielsetzung die motorischen Grundfunktionen in sehr unterschiedlicher Weise trainiert. Eine überragende Stellung nimmt die Ausdauer quasi als Grundlage jeder körperlichen bzw. sportlichen Leistungsfähigkeit ein. Wir haben daher mit «So einfach ist Fitness» insbesondere Ihre Ausdauer im Visier.

### Ausdauer als Basis jeder Leistung

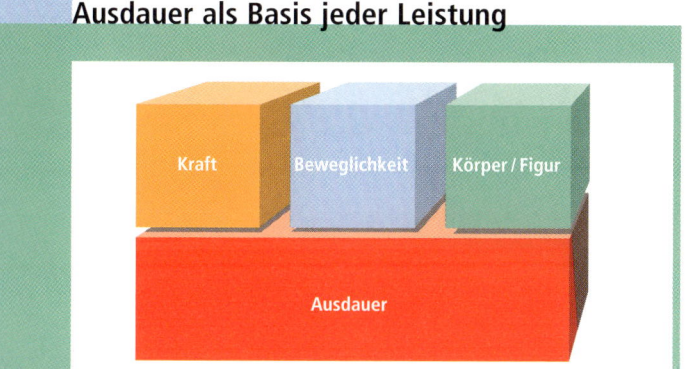

Anmerkung: Im Volksmund fällt je nach sprachlicher Region im Zusammenhang mit Ausdauer und Fitness auch der Begriff *Kondition*. Wenn man etwas konkreter nachhakt, meinen die meisten Personen damit eigentlich ihre Ausdauer. Kondition bedeutet *Zustand*, *Verfassung* einer Sache («das Boot ist in schlechter Kondition») oder einer Person gesundheitlich («mein Großvater ist in guter Kondition»). In dem Moment, in dem jemand sagt: «Ich habe eine gute Kondition», meint er in der Regel jedoch ganz spezifisch die körperliche Ausdauer.

## Was bringt Ihnen ein herzfrequenzkontrolliertes Ausdauertraining?

Ungeachtet von Ausgleich, Spaß und Motivation bringt Ihnen ein herzfrequenzkontrolliertes Ausdauertraining medizinisch gesehen eine solche Fülle von positiven Effekten, dass der Begriff «präventive Wunderpille» kaum übertrieben ist:

### Das Herz, wichtigster Teil Ihres Herz-Kreislauf-Systems –

Der Herzmuskel reagiert mit einer Größenzunahme, die bei sehr gut austrainierten Sportlern bis zum 1,5-fachen des normalen Herzvolumens von 800 ml (Frauen etwa um die 600 ml) führen kann. Das Schlagvolumen, also das pro Herzschlag aus dem Herz herausgepumpte sauerstoffreiche Blutvolumen kann sogar auf das Doppelte ansteigen. Einhergehend damit ist eine Abnahme der Herzfrequenz in Ruhe und bei gleicher Leistung. Ihr «Motor» arbeitet ökonomischer, sprich mit mehr «Drehmoment». Dies ist einer der Haupteffekte, die wir bei dem Thema Leistungssteigerung noch anschauen werden. Man kann dies auch anders beobachten: Bei gleicher Herzfrequenz, z.B. 120 (= 120 Schläge pro Minute), ist ein Anfänger vor Aufnahme eines Trainingsprogramms zur Verbesserung der Grundlagenausdauer gerade mal gehend unterwegs, und später kann er mit derselben Anstrengung leicht joggen.

### Das Gefäßsystem, zweiter Teil Ihres Herz-Kreislauf-Systems –

die Blutbahnen spielen ebenfalls eine wichtige Rolle. Ungesunde Gefäße verschließen sich, der Austausch von Sauerstoff und Nährstoffen in den betroffenen Regionen verschlechtert sich oder wird ganz verhindert. Umgekehrt trägt Ausdauertraining zu Pflege bestehender und Bildung neuer Kapillaren (feinster Verästelungen der Blutgefäße) bei.

### Das Blut, dritter Teil Ihres Herz-Kreislauf-Systems –

Die Fließeigenschaften werden deutlich verbessert, sodass das Risikopotenzial durch die Blutgerinnung in Kombination mit anderen Risikofaktoren (z.B. vorgeschädigte Gefäße) erheblich gesenkt wird. Die Sauerstofftransportfähigkeit des Blutes wird erhöht, was sich auf nahezu alle Organe positiv auswirkt.

Allein schon diese drei Effekte können Ihr persönliches Risikopotenzial einer Herz-Kreislauf-Erkrankung (kardiovaskulär) drastisch reduzieren. Über den Sinn muss in Anbetracht der Häufigkeit bei vorzeitigen Todesfällen wohl kaum diskutiert werden:

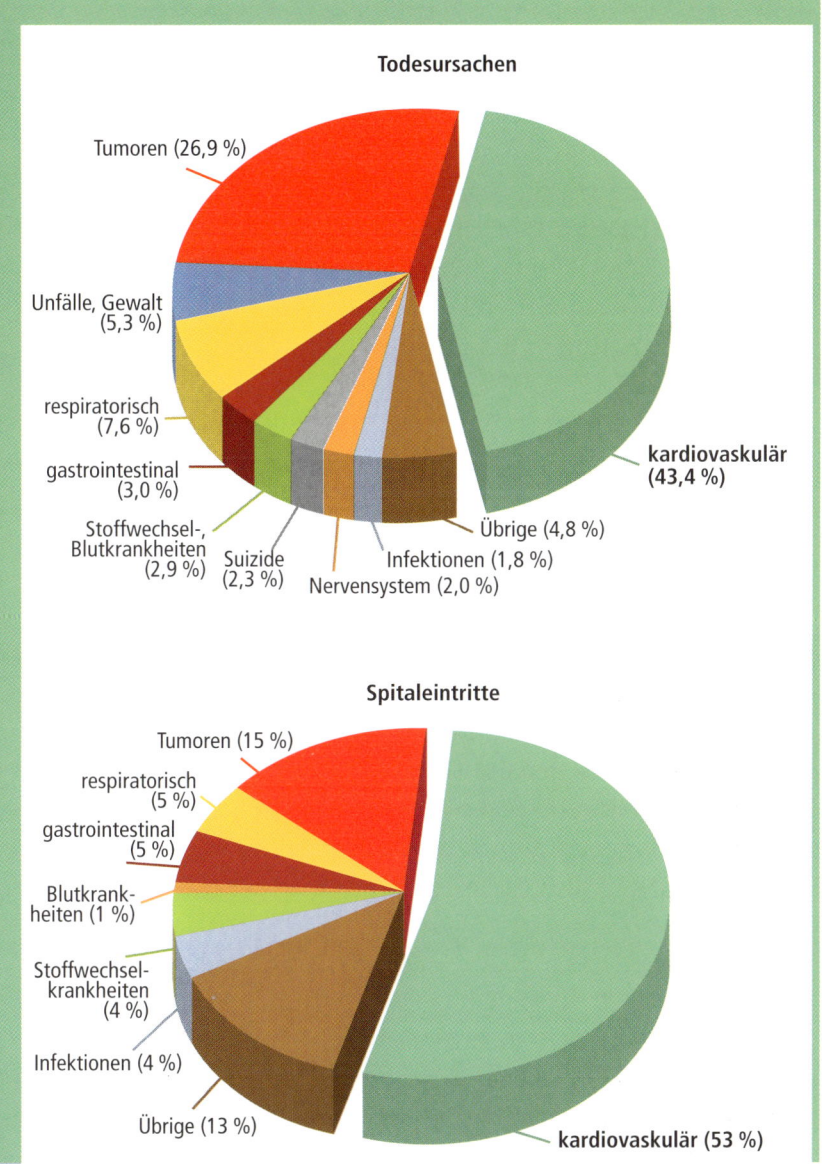

**Todesursachen**

Tumoren (26,9 %)

Unfälle, Gewalt (5,3 %)

respiratorisch (7,6 %)

gastrointestinal (3,0 %)

Stoffwechsel-, Blutkrankheiten (2,9 %)

Suizide (2,3 %)

Nervensystem (2,0 %)

Infektionen (1,8 %)

Übrige (4,8 %)

**kardiovaskulär (43,4 %)**

**Spitaleintritte**

Tumoren (15 %)

respiratorisch (5 %)

gastrointestinal (5 %)

Blutkrankheiten (1 %)

Stoffwechselkrankheiten (4 %)

Infektionen (4 %)

Übrige (13 %)

**kardiovaskulär (53 %)**

**Ihre Blutwerte** – Moderates Ausdauertraining führt zu einer prozentualen Vermehrung des «guten» HDL-Cholesterins (High Density Lipoprotein), und Sie können geradezu hören, wie die «schlechten» Cholesterinmoleküle zurück in die Leber zur Aufbereitung bzw. Entsorgung kullern. Der Zuckerstoffwechsel und das Zusammenspiel der bestimmenden Hormone (z. B. Insulin, Glukagon) verbessert sich, der Blutzuckerspiegel wird zunehmend stabiler.

**Ihr Gehirn** – Die Sauerstoffzufuhr und Durchblutung Ihres Gehirns verbessert sich, und Sie können dadurch die Kapazitäten Ihres «Werkzeugs» Gehirn besser ausnutzen. Denkprozesse werden erleichtert, Kreativität gefördert. Positive Stimmungslagen stellen sich vermehrt ein – der Grund für die großen Erfolge von Ausdauertraining in der Depressionstherapie.

**Der Alltagsstress** – Ein herzfrequenzkontrolliertes Ausdauertraining wirkt nicht nur vorbeugend, sondern hilft unserem Organismus, andere Belastungen wie z. B. die Stressoren des Arbeitsalltages besser zu verkraften und aufgestauten Stress abzubauen.

**Ihr Immunsystem** – Stressbelastungen unterdrücken über gesteigerte Nebennierentätigkeit und Ausschüttung entsprechender Stresshormone (z. B. Cortisol) die körpereigene Abwehr (Immunsystem). Mit Ausdauertraining gelingt es Ihnen umgekehrt, Ihre Abwehrkräfte zu erhalten bzw. sogar zu stärken. Neben einer besseren Infektabwehr gegen äußere Infektionskeime (Erkältung, Grippe, Lungenentzündungen etc.) wird auch die Abwehr gegen körpereigene, veränderte Zellen, welche permanent entstehen, effektiver.

**Ihre Knochen** – Der Knorpelstoffwechsel wird positiv beeinflusst, die Knochenstruktur verbessert sich, und dem zunehmend weit bekannten Knochenschwund (Osteoporose) wird Einhalt geboten. Die zusätzliche Verbesserung der hormonellen Situation unterstützt diesen Effekt.

**Ihre Körperzusammensetzung** – Durch die regelmäßige und moderate Bewegung im Grundlagenausdauerbereich werden nicht nur die Risikofaktoren für Herz-Kreislauf-Krankheiten erheblich gesenkt, sondern es wird dazu noch Fett abgebaut. Über die Veränderung des Verhältnisses Muskulatur/Fett wird der übrige

Bewegungsapparat mit Knochen, Sehnen, Knorpel- und Stützgewebe gestärkt und leistungsfähiger. Die Knie und Hüften meckern nicht mehr gleich bei jeder Treppe. Ihr Bewegungsapparat hat zunehmend mehr aktive Transportsubstanz (= Muskulatur) zur Verfügung und muss dafür weniger inaktiven Ballast (= Fett) herumwuchten.

Ein reines Krafttraining, ein Stretchingprogramm oder ein Schnelligkeitstraining erzielt nicht annähernd diese gesundheitsfördernden Effekte. Damit ich nicht falsch verstanden werde: Wer ein Rückenproblem hat, ist mit einem Kräftigungsprogramm für die Rumpfmuskulatur gut beraten, und Stretching hilft, verkürzte Muskulatur wieder dehnfähig zu machen, aber eine signifikante Steigerung der Gesundheit und der körperlichen Leistungsfähigkeit, auf die gesamte Lebensdauer bezogen, erzielt vor allem der Anfänger nur mit einem an sein Leistungsvermögen angepasstes Ausdauertraining. Auch für Sie gibt es einen einfachen Weg zur Fitness – nutzen Sie ihn!

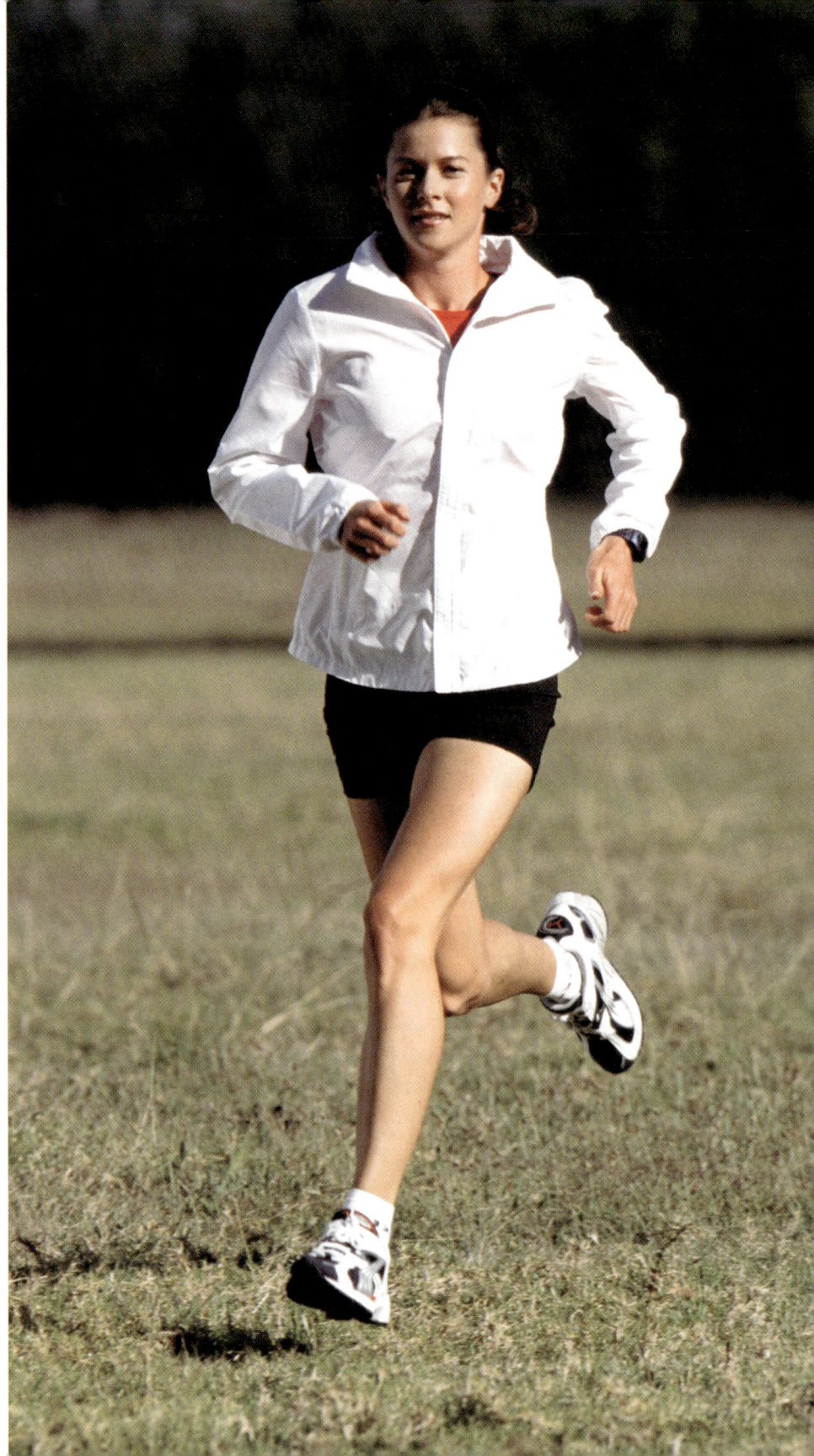

# Erfolg mit Ausdauer

In unserer langjährigen Praxis durften wir (d. h. mein Check-up-Team) teilhaben an vielen tollen Erfolgsgeschichten und ergreifenden Veränderungen, die durch das herzfrequenzkontrollierte Ausdauertraining möglich wurden. Es sind jeweils sehr persönliche Erfolge, die von den betreuten Personen erzielt wurden. Oft ging die körperliche Veränderung (z. B. Gewichtsverlust, Verbesserung des Gesundheitszustandes, bessere Schlafqualität) einher mit positiven Veränderungen in anderen Bereichen des Lebens:

- Gesteigertes Selbstwertgefühl
- Positivere Lebenseinstellung
- Aufbau eines neuen sozialen Umfeldes
- Berufliche Veränderung in Richtung «Berufung»
- Wiedergewonnene familiäre Stabilität

## Erfolgsgeschichten

Einige der eindrücklichsten Erfolgsgeschichten möchte ich mit Ihnen teilen. Anmerkung: Namen teilweise auf Wunsch der betreffenden Personen geändert

*Marcel Schnyder: Von Erschöpfung zu Schlafqualität*
Marcel, 38 Jahre, Familienvater mit zwei Kindern, kam im März 1997 in unsere Praxis und klagte über Erschöpfungszustände und massive Schlafstörungen. Die letzten 9 Jahre hatte er keinen Sport und nur sporadisch Bewegung, da die Zeit nach dem Job gerade noch für etwas Familienleben langte – Marcel hatte vor zwei Jah-

ren innerhalb des Unternehmens einen neuen, verantwortungsvollen Posten angenommen. Ein Jahr zuvor ließ er sich von einem Kollegen zu einem wöchentlichen Tennismatch animieren. Dies machte ihm viel Spaß, hatte aber auch immer wieder Muskelkater und starke Müdigkeit am nächsten Tag zur Folge. Das Resultat aus seinem medizinischen Check-up: ein hohes Gesamtrisiko (7,5 Risikopunkte von möglichen 10 = hohe statistische Wahrscheinlichkeit, innerhalb der nächsten 1–2 Jahre an einer Herz-Kreislauf-Problematik zu erkranken – siehe Graphik) für die Möglichkeit einer Herz-Kreislauf-Krankheit, bedingt durch leichten Bluthochdruck, Nikotinkonsum, Bewegungsmangel, leicht erhöhtes Cholesterin, 11 Kilogramm Übergewicht sowie ein ungünstiges Bauch/Hüfte-Verhältnis (Apfeltyp).

Wir «verordneten» Marcel täglich zwei Liter Wasser und pro Woche zwei einstündige Walkings innerhalb seines Herzfrequenzbereiches für die Verbesserung der Grundlagenausdauer. Damit der Fettstoffwechsel optimal angeregt wurde (kontra Übergewicht) erfolgte das Training nüchtern. Da die Geschwindigkeit äußerst langsam war (Marcel rief nach einer Woche an: «Muss ich wirklich so langsam laufen?»), konnte er sein Walking zusammen mit seiner Frau am Abend und am Wochenende absolvieren, das Problem des Zeitmangels wurde so hinfällig.

Nach gut einem Jahr hatte Marcel sein Risikopotenzial für die Gefahr einer Herz-Kreislauf-Krankheit um mehr als die Hälfte reduziert, 5 Kilogramm (vornehmlich Depotfett) abgebaut, Blutdruck- und Cholesterinwerte verbessert und dazu noch das Rauchen aufgegeben. Er berichtete von mehr Energie im Beruf und einer nie da gewesenen Schlafqualität, vor allem an den Tagen, an denen er abends mit seiner Frau walken ging. Er hatte daher selbständig sein Pensum auf vier «Abendspaziergänge» erhöht. Zwei Jahre später hatten sich sämtliche Werte normalisiert, und Marcel bereitete auch das wöchentliche Tennismatch keine Mühe mehr.

*Barbara Kunz: Als Erste auf den Pilatus*
Barbara, 26 Jahre, kam vor drei Jahren in unsere Trainingsberatung. Sie war ziemlich verzweifelt, denn sie machte jedes Jahr mit einer Gruppe von Freunden eine Art traditionelle Wanderung auf

## Risikofaktoren für eine Herz-Kreislauf-Erkrankung

| | 12.03.97 | 21.05.98 | 11.04.99 | 08.09.00 |
|---|---|---|---|---|
| Blutdruck (mm Hg) | 145/95 | 140/90 | 140/75 | 130/85 |
| Risikopunkte | 0.5 | 0 | 0 | 0 |
| Nikotin (Schachteln/Tag x Jahre) | 1.5 x 20 | (NR) | (NR) | (NR) |
| Risikopunkte | 2 | 1 | 1 | 0.5 |
| Bewegungsmangel | ja | nein | nein | nein |
| Risikopunkte | 1 | 0 | 0 | 0 |
| Cholesterin (mmol/l) | 7.2 | 6.8 | 6.3 | 6.4 |
| HDL-Cholesterin (mmol/l) | 1.1 | 1.3 | 1.2 | 1.2 |
| Chol.-Quotient (Soll < 5) | 6.5 | 5.2 | 5.3 | 5.3 |
| LDH-Cholesterin (mmol/l) | 2.1 | 1.9 | 1.7 | 1.7 |
| Tryglyceride (mmol/l) | 1.2 | 1.1 | 1.1 | 1.2 |
| Risikopunkte | 1 | 0.5 | 0 | 0 |
| Blutzucker (mmol/l) | 6.2 | 6.1 | 5.7 | 5.9 |
| Risikopunkte | 0 | 0 | 0 | 0 |
| Harnsäure (mmol/l) | 344 | 350 | 326 | 341 |
| Risikopunkte | 0 | 0 | 0 | 0 |
| Homozystein (mmol/l) | 15.7 | 13.5 | 14.3 | 15.1 |
| Risikopunkte | 0 | 0 | 0 | 0 |
| Übergewicht (kg zu viel) | 11 | 6 | 4 | 2 |
| Körperfett (% zu viel bezüglich «gut») | 34 | 13 | 11 | 4 |
| Bauchumfang (cm) | 101 | 99 | 96 | 92 |
| Hüftumfang (cm) | 99 | 99 | 98 | 97 |
| Bauch/Hüfte-Umfangverhältnis | 1.02 | 1.00 | 0.98 | 0.95 |
| Risikopunkte | 2 | 1 | 1 | 0 |
| erbliche familiäre Belastung | Blutdruck | —> | —> | —> |
| Risikopunkte | 1 | 1 | 1 | 1 |

## Gesamtrisiko für eine Herz-Kreislauf-Erkrankung

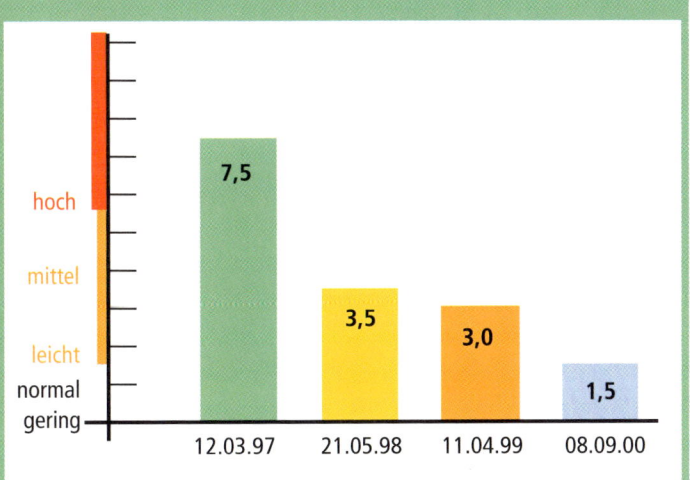

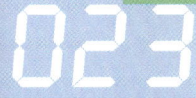

den Pilatus (Berg in der Innerschweiz mit 2129 Metern). Das Ergebnis war jedes Jahr dasselbe: Barbara begann schon nach wenigen hundert Metern bergauf schwer zu atmen, und nach etwa 45 Minuten war die Luft draußen, der Rest eine Qual. Barbara war immer die Letzte, die Gruppe musste ständig auf sie warten und machte, wenn auch hinter vorgehaltener Hand, Witze über sie. Sie rauchte nicht, trank nie Alkohol und hatte kein Übergewicht. So unsportlich, wie das auf den ersten Blick scheint, war sie gar nicht, denn sie machte regelmäßig ein Volleyballtraining pro Woche und ging, um ihre Kondition zu verbessern, gelegentlich in das vom örtlichen Turnverein angebotene Konditionstraining. Wir machten mit Barbara einen Test (wie hier im Buch beschrieben) und ermittelten anhand der Messungen ihre persönlichen Herzfrequenzen für das Grundlagenausdauertraining. Barbara stellte nun ihr Training um und wechselte je nach Wetter und Laune zwischen Walking, Radfahren im Freien und Ergometer und Laufband im Fitness-Center. Ihr Trainingsplan beinhaltete zweimal pro Woche je eine lange Fettstoffwechseleinheit von mindestens zwei Stunden Dauer und zwei kürzere Einheiten von einer Stunde. Nach sechs Monaten hatte sich ihre Ausdauer enorm verbessert, und sie konnte beginnen, die spezifische Kraftausdauer für die Pilatus-Tour mit leichten Berganläufen zu trainieren. Dazu lief sie die zwei kurzen Trainingseinheiten in einem höheren Herzfrequenzbereich. Wir empfahlen ihr dazu spezielle Walking-Stöcke (das Laufen mit Stöcken ist auch bekannt unter dem Begriff «Nordic Walking» und hat den Vorteil, dass auch der Oberkörper mittrainiert wird). Auch das verstellbare Laufband im Center brachte immer wieder Abwechslung. Die langen Einheiten blieben gleich. Es folgten noch zwei Testtouren auf kleine Berge nahe ihres Wohnortes, bevor der große Tag kam! Die Freunde von Barbara wussten nichts von ihrem Training, und wir hatten ihr empfohlen, sich am Anfang etwas zurückzuhalten und erst ab etwa der Hälfte «aufzudrehen». Die Freunde wunderten sich schon auf der ersten Hälfte, dass Barbara nicht wie gewohnt zurückblieb und sich sogar noch problemlos unterhalten konnte. Dann zog Barbara das Tempo kontinuierlich an, die Polaruhr zeigte ihr genau, wie viel sie noch zulegen konnte, bevor sie an die

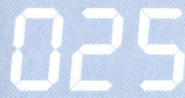

kritische anaerobe Schwelle kam. Keiner der Freunde vermochte das Tempo zu steigern, und so kam Barbara, stets ein paar Schritte voraus, als Erste oben am Gipfel an. Das Selbstwertgefühl und der Bezug zum eigenen Körper hat sich bei Barbara seitdem erheblich verbessert.

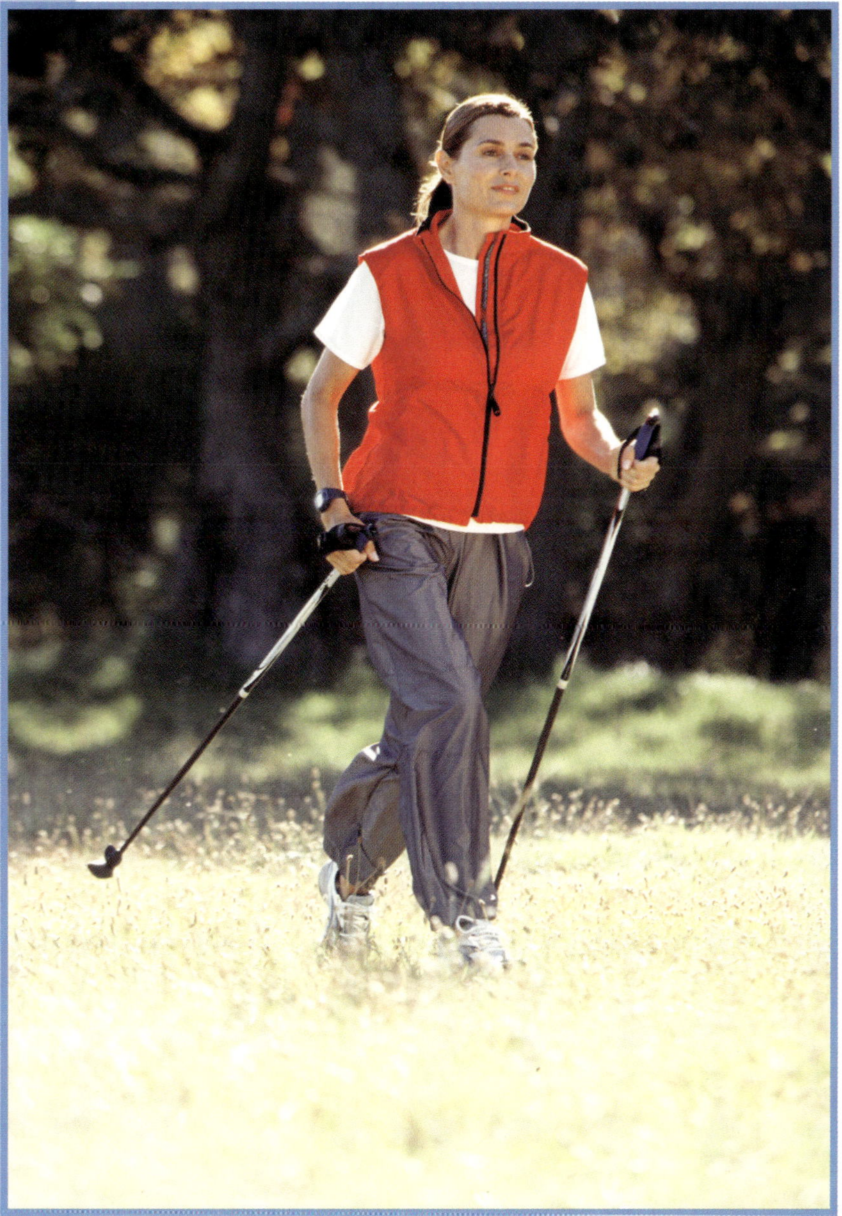

Folgend einige Berichte von Personen, die wir aus der Ferne betreuten:

*Beat Märchy: Gewichtsabnahme und mehr Leistung im Beruf*
Ihr Programm führt beim gewillten, untrainierten Sitzbürger (mit zu großen «Pirellis» um die Hüften) behutsam zu einem dauerhaften Erfolgserlebnis. Von 92,5 Kilogramm auf 84 Kilogramm in acht Monaten bei mir, dazu eine positive Veränderung im Leben und messbar mehr Leistungskraft im Berufsalltag zeugen von dem hervorragenden «Rezept» des Ausdauertrainings nach eigener Herzfrequenz.

*Armin Bleuler: Von Krankheit zur Fitness*
Ich bin 56 Jahre alt und hatte bis vor sechs Monaten erhebliche gesundheitliche Probleme: Ich wog 112 Kilogramm bei 1,80 Meter, hatte erhöhten Blutdruck und einen überhöhten Blutzuckerspiegel. Mein Hausarzt gab mir Medikamente und zeigte mir die «rote Karte». Nach diesem Desaster fragte ich mich: «Was nun?» Ich entschied mich für die zwei besten Maßnahmen: 1. Mehr Bewegung 2. Essgewohnheiten ändern. Ich holte das Fahrrad meiner Tochter aus der Garage und drehte meine erste Runde. Nach 100 Metern war ich außer Puste und fuhr wieder nach Hause. Aber am nächsten Tag fuhr ich wieder und am übernächsten auch, und nach einer Woche traute ich mir schon zu, einen kleinen Ausflug zu machen. Zwischenzeitlich bin ich täglich 12–15 Kilometer unterwegs und am Wochenende auch mal 50–60 Kilometer. Da mir das ständige Radputzen bei schlechtem Wetter zu mühsam wurde, begann ich zusätzlich zu laufen – leicht, locker und langsam, mittlerweile über eine Stunde. Dazu begann ich mich mit dem Stoffwechsel auseinander zu setzen, bekam meine Kohlenhydrate in den Griff und nahm ab. Von meinen 112 Kilogramm bin ich jetzt auf 79 Kilogramm mit einem Fettanteil von 22 % herunter, einem Ruhepuls von 65, einem tadellosen Belastungs-EKG und einer völlig neuen mentalen Frische. Ab 82 Kilogramm ging es sehr langsam, sodass ich nach Gründen suchte. Dann fand ich das Buch «Der Fatburner», verschlang es sozusagen und merkte, dass ich sehr vieles, was im Buch steht, intuitiv richtig gemacht hatte,

aber noch viele Kleinigkeiten zu beachten waren. Dieses Buch ist sozusagen die Krönung meiner Erkenntnisse über mich und meinen Stoffwechsel. In zwei Wochen habe ich mein Traumgewicht von 75 Kilogramm erreicht.

# Die Rezepte für den einfachen Weg zur Fitness

Welche «Rezepte» können wir aus den Erfolgsgeschichten für Ihre Fitness ableiten?

→ 1. Qualität kommt vor Quantität; nicht viele Stunden oder Kilometer, sondern das richtige Training ist entscheidend.

→ 2. Die *Grundlagen*ausdauer ist, wie der Name sagt, die Grundlage jeder körperlichen Leistung und das Erste was es zu erlangen gilt.

→ 3. Die Trainingsintensität muss individuell an Ihr Leistungsvermögen und Ihr Herz-Kreislauf-System angepasst werden.

→ 4. Das Training mit einem Herzfrequenzmessgerät erspart Zeit und erhöht die Effektivität.

Wie Sie diese Rezepte konkret für sich umsetzen können, werden wir mit folgenden Fragen in den nächsten Kapiteln klären:

■ Was genau ist Ihr persönliches Fitness-Ziel?
■ Fitness-Testing – wo stehen Sie heute?
■ Welche Herzfrequenz für was?

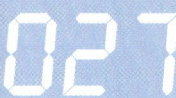

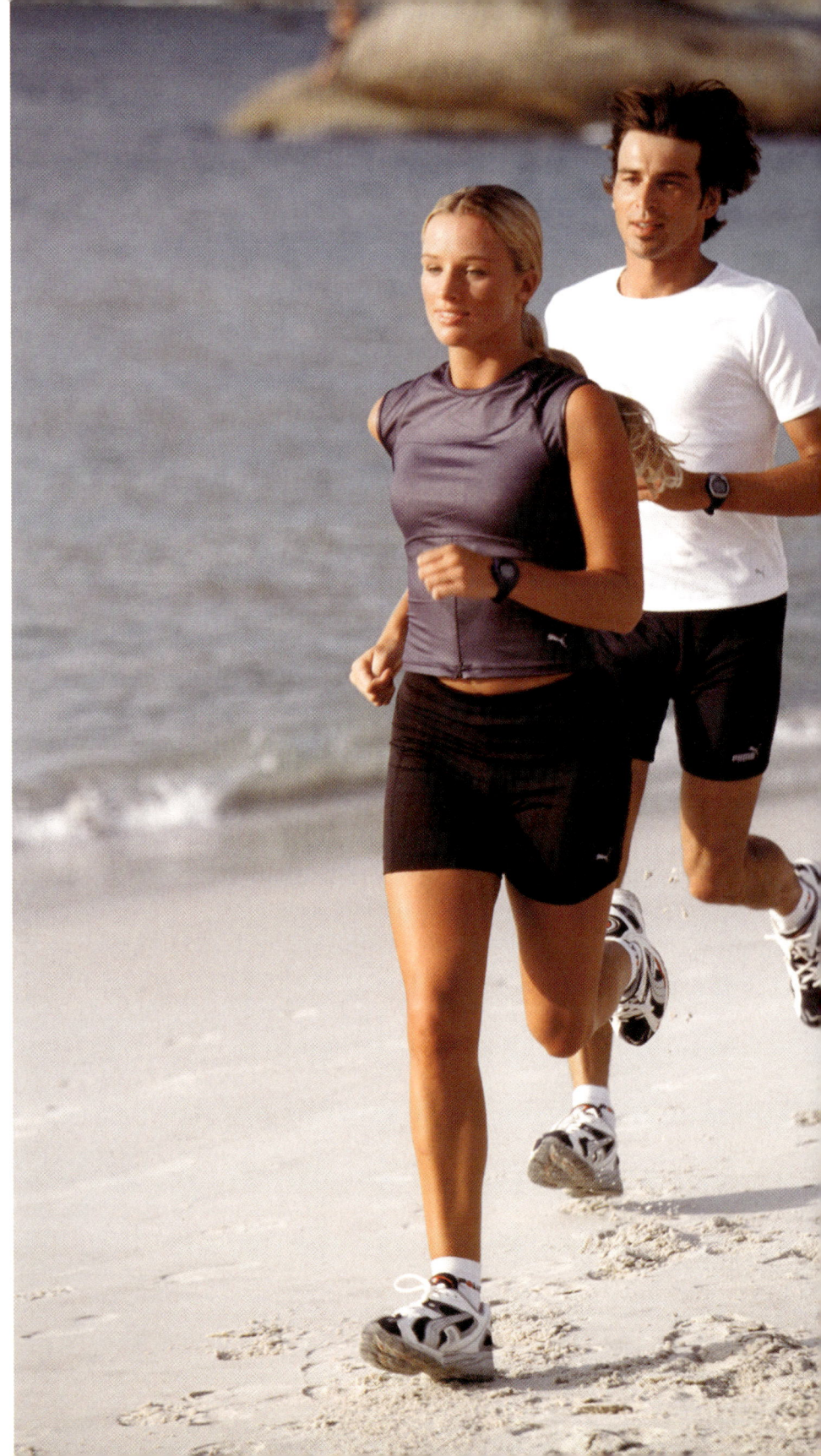

# Ihr persönliches Fitness-Ziel

«Was genau ist Ihr persönliches Fitness-Ziel?» – sicher eine berechtigte Frage, wenn wir uns den inflationären Gebrauch des Begriffes *Fitness* vergegenwärtigen. Viel wichtiger als eine exakte sportwissenschaftliche Definition ist Ihre eigene. Was waren die beiden Begriffe, die für Sie Fitness am besten beschreiben? Waren es z. B. *Gesundheit* und *Ausgleich*, dann interessieren Sie sich für Fitness, um gesund zu bleiben und einen körperlichen Ausgleich zu den Stressoren des Alltags zu erlangen – für Sie ist somit ein Leistungsaspekt eher zweitrangig.

Waren es *Leistungsfähigkeit* und *Erfolg*, dann motivieren Sie vielleicht ehrgeizige Ziele, die entweder Ihren eigenen Körper oder aber eine sportliche Leistung betreffen. Wenn Sie bereits Ihr erklärtes Fitness-Ziel konkret vor Augen haben und es klipp und klar formulieren können, dann können Sie die folgenden Seiten getrost «überfliegen».

Aber vielleicht haben Sie sich bisher auch noch gar keine großen Gedanken darüber gemacht – Sie wollen einfach ein bisschen «fitten» oder «sporteln». Vielleicht hat Sie die eine oder andere Erfolgsgeschichte inspiriert – aber was denken Sie wirklich:

Warum haben Sie sich einen Pulsmesser und dieses Buch gekauft?

Warum interessieren Sie sich wirklich für das Thema Fitness?

Was ist Ihr innigster Wunsch für Ihre Fitness?

Was genau möchten Sie verändern?

Was muss gegeben sein, damit Sie so fit sind, wie Sie es sich vorstellen?

Wo stehen Sie heute?

Welche Zielvorstellung motiviert Sie derart, dass Sie Energie und Triebkraft daraus schöpfen können, auch wenn der «innere Schweinehund» wieder besonders groß ist?

Der Sinn und Zweck dieser Fragen ist nicht, Sie vollends zu verwirren, sondern ich möchte mit Ihnen möglichst konkret Ihr Fitness-Ziel definieren, da ich davon ausgehe, dass Sie es mit Ihrer Fitness ernst meinen. Nur so besteht eine Chance, dass Sie auch das bekommen, was Sie sich wünschen. Wer nur eine vage Vorstellung von seiner Fitness hat, der muss sich nicht wundern, wenn das Ergebnis eher ein Zufallsprodukt ist.

# Leere Wörter – Große Träume

Wir benutzen alle dieselben Wörter für die Träume und Wünsche unseres Lebens: Glück, Erfolg, Energie, Gesundheit, Sicherheit, Reichtum, Frieden, Harmonie und auch Fitness.

Jeder Einzelne von uns hat aber ein sehr individuelles Verständnis von *seinem Erfolg* und *seinem Glück*. So wundert es kaum, wenn auch die Vorstellungen zum Thema Fitness oft sehr weit auseinander liegen – für den einen ist es die Treppe statt des Liftes, für den anderen eine bessere Schlafqualität, und für den Nächsten ist es eine Bergwanderung.

In aller Deutlichkeit: Sie werden keinen *Erfolg* haben, solange Sie nicht wissen, was *Erfolg* für Sie bedeutet. Sie werden auch kein *Glück* haben, wenn Sie nicht wissen, wie Ihr *Glück* denn nun aussehen soll. Und Sie werden *Harmonie* nicht erreichen, wenn Ihnen nicht klar ist, was Ihre *Harmonie* genau ist.

Und natürlich zu guter Letzt: «So einfach» wird *Fitness* erst, wenn Sie genau wissen und auch artikulieren können, was Ihre *Fitness* ist.

Klar, Sie möchten sicher jetzt schon «losfitten», und ich möchte Sie nicht aufhalten mit meinen Gedanken zur Zielsetzung, aber gerade beim Thema Fitness gilt das Motto «Vorbereitungszeit verdoppeln – Ausführungszeit halbieren!» Die *Vorbereitung* bedeutet eine klare Vorstellung und Zielrichtung, mit der Sie verhindern, dass Sie sich im «Dschungel» der Fitness-Ratschläge, der Fitness-Tipps und der vielen Fitness-Programme verlieren.

## Dropout

Es ist eine Tatsache, dass die meisten Personen, die mit ihrem wohl gemeinten Fitness-Programm nach einer kurzen Zeit wieder aufgehört haben, häufig keine oder nur eine nebulöse Vorstellung haben von dem, was überhaupt erreicht werden soll. Im Fachjargon nennt man Personen, die ihr Fitness-Programm vorzeitig abbrechen, «Dropouts», der Anteil gemessen an einer Gruppe von Aktiven (z. B. Neuzugänge eines Fitness-Centers pro Jahr) wird als «Dropout-Rate» bezeichnet. Gemäß den meisten validen Studien ist die Dropout-Rate sehr hoch, wenn

■ keine klaren Ziele definiert werden,
■ über Mittel und Maßnahmen Verwirrung besteht (dies ist meist eine Folge des ersten Punktes: Bei Unklarheit über das Ziel können Ratschläge und Empfehlungen zum Thema Fitness nur sehr pauschal und oberflächlich sein.),
■ kein Ist-Zustand ermittelt wird,
■ Fortschritte nicht gemessen werden (dies ist für die Motivation extrem wichtig).

Natürlich gibt es noch viele andere Gründe für einen Abbruch der Aktivitäten, und wer hat es nicht selbst schon durchgemacht – erst die große Motivation – «Jetzt pack ich's an» – und ein paar Wochen später die große Ernüchterung – «Es ist viel zu mühsam und bringt ja doch nichts». So sind weitere häufig genannte Gründe für einen Abbruch bzw. dafür, dass gar nicht erst begonnen wird:

■ Fehlende Zeit im Tages- bzw. Wochenverlauf,
■ körperliche Ertüchtigung wird als Plagerei empfunden,
■ fehlende Unterstützung durch Familie oder Freunde,
■ Training alleine macht keinen Spaß,
■ andere Prioritäten wegen Job und Familie,

- mangelhafte Betreuung (z. B. beim Lauftreff oder im Fitness-Center),
- das Training wird als zu intensiv empfunden,
- fehlendes positives Feedback

Natürlich wissen wir alle, dass eine gesteigerte Fitness sich äußerst positiv auf die anderen Lebensbereiche, Familie und Beruf, auswirkt und die investierte Zeit in der Regel um ein Mehrfaches wieder wettgemacht werden kann. Aber der Weg dahin scheint für manche unüberwindbar, da immer noch Fitness vor allem mit vielen Stunden mühsamen Schwitzens und Abrackerns verbunden wird. Wir können es drehen und wenden, wie wir wollen: Der Erfolg ist und bleibt abhängig von der Frage, wie gut wir uns selbst motivieren können.

# Selbstmotivation

Um zu verstehen, warum es Menschen gelegentlich an Motivation für regelmäßige körperliche Aktivität fehlt, muss man einen einfachen Tatbestand berücksichtigen:
*Training ist freiwillig und kostet Zeit.*
Häufig steht der wohl gemeinte Fitness-Gedanke in Konkurrenz zu anderen wichtigen Interessen und Verantwortlichkeiten des täglichen Lebens. Darum braucht es einen triftigen Grund, warum Sie Ihr Training anderen Möglichkeiten der Tagesgestaltung vorziehen sollten. Fehlt dieser Grund, werden Sie scheitern oder Fitness als lästiges bzw. notwendiges Übel betrachten.
Es ist schon etwas Wahres dran: «Motivation kommt von Motiv», und wenn dieses Motiv ein wirkliches Bedürfnis ist, das von Innen kommt, dann werden Sie auch Ihren Weg finden.
Wie sieht es denn aus mit Ihrer Selbstmotivation? Hierzu ein kleiner Test:

# Test zur Selbstmotivation

Inwieweit treffen folgende Aussagen auf Sie zu? Kreuzen Sie spontan an:

| | Stimmt überhaupt nicht | Stimmt eher nicht | Teils ja, teils nein | Stimmt ab und zu | Stimmt! |
|---|---|---|---|---|---|
| 1. Ich tue in der Regel gerade das Nötigste, um eine bestimmte Aufgabe zu erledigen | | | | | |
| 2. Ich bin von meinem Tagesplan leicht abzubringen | | | | | |
| 3. Ich bin nicht der zielorientierte Typ | | | | | |
| 4. Ich habe keine große Struktur in meinen Aktivitäten | | | | | |
| 5. Ich halte meine Versprechen ein, speziell jene, die ich gegenüber mir selbst mache | | | | | |
| 6. Ich bemitleide mich selten bis nie | | | | | |
| 7. Ich bin hart zu mir selbst und fordere mich oft | | | | | |
| Punkte für Fragen 1, 2, 3, 4 | 5 | 4 | 3 | 2 | 1 |
| Punkte für Fragen 5, 6, 7 | 1 | 2 | 3 | 4 | 5 |
| **Total Punkte** | | | | | |

Auswertung: Zählen Sie alle Punkte zusammen. Bei einer Punktzahl unter 23 ist die Wahrscheinlichkeit eines Dropout aus dem gerade angefangenen Fitness-Programm hoch, es sei denn, man verankert eine für die Person sinnvolle und realistische Zielvorstellung, kontrolliert und feiert die Teilerfolge periodisch.

# Was wir nicht wollen

Meist ist es jedoch für uns viel einfacher, zuerst einmal zu sagen, was wir nicht wollen, als bereits eine konkrete Zielvorstellung zu formulieren. So erzählen viele Menschen den lieben Tag lang, was alles nicht an ihrem Job, dem Unternehmen, den Kollegen und den Kunden stimmt, aber bei der Frage: «Wie hättest du es denn gern?» ist dann Stille im Walde. Dabei ist das, was wir nicht wollen, ein erster guter Anhaltspunkt, um sein Ziel zu konkretisieren. Man muss den Spieß nur umdrehen:

Wenn es z. B. heißt: «Ich will nicht mehr so fett und faul sein», dann ist die Umkehrform bereits ein guter Ansatz: «Ich bin schlank und aktiv!»

Andere Beispiele:

«Ich bin unsportlich» könnte heißen: «Ich jogge zweimal pro Woche 45 Minuten.»

«Ich bin zu unbeweglich» könnte heißen: «Ich werde beweglich sein.»

«Ich bin abends zu schlapp» könnte heißen: «Ich werde abends Energie haben.»

Sicher werden Sie so bereits die ersten Anhaltspunkte für Ihre persönliche Fitness-Strategie gefunden haben.

# Ihre Fitness-Strategie

Was braucht es für eine gute Strategie? – Sie werden es vielleicht schon nicht mehr hören können, aber für «So einfach ist Fitness» brauchen Sie als **Erstes** ein klares Ziel vor Augen. Das Gleiche gilt auch für Ihre Finanz-Strategie: Sie wählen ja nicht einfach irgendwelche Finanzprodukte, sondern suchen sich zu Ihrer Zielsetzung die passenden Instrumente.

Als **Zweites** müssen Sie wissen, wo Sie im Moment stehen. Ihr Finanzberater macht eine Analyse Ihrer Vermögens- und Einkommenssituation. Für unser Thema ist eine Einschätzung bzw. das Testen Ihres derzeitigen Fitness-Levels interessant. Wir erstellen einen *Status quo*, machen einen *Check-up*, analysieren die *Ist-Situation*.

Erst dann und als **Drittes** gilt es die geeigneten Maßnahmen zu definieren. Jetzt, aber auch wirklich erst jetzt, ist das *Rezept* gefragt, der ultimative *Tipp*, das beste *Programm*.

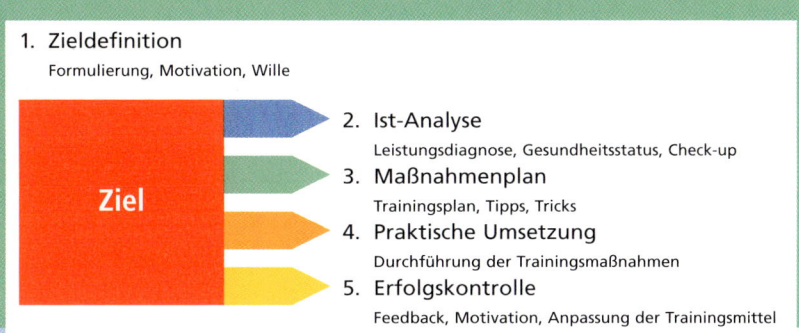

**Das 5-Stufen-Erfolgskonzept für «So einfach ist Fitness»**

1. Zieldefinition
   Formulierung, Motivation, Wille

   **Ziel**

2. Ist-Analyse
   Leistungsdiagnose, Gesundheitsstatus, Check-up
3. Maßnahmenplan
   Trainingsplan, Tipps, Tricks
4. Praktische Umsetzung
   Durchführung der Trainingsmaßnahmen
5. Erfolgskontrolle
   Feedback, Motivation, Anpassung der Trainingsmittel

# Es gibt nichts Gutes, außer man tut es …

Bei den Gedanken an die eigene Strategie sollte man auch eines nicht vergessen: Du machst oder du machst eben nicht! Entscheidend ist, dass Sie etwas für sich und Ihren Körper tun, zweitrangig wird immer sein, was oder wie Sie es tun. Denn jede Bewegung ist besser als keine Bewegung, jede Strecke, die Sie zu Fuß zurücklegen, jede Übung im Fitness-Center ist besser, als auf der Couch zu sitzen und eine Tüte Chips in sich reinzuwerfen. Haben Sie den Mut, verschiedene Sachen auszuprobieren, auch wenn nicht alles gleich so perfekt erscheint!

# Ihr Ziel

Den ersten Schritt werden wir nun konkret angehen. Dabei hilft es, die Vielfalt an möglichen Fitness-Zielen nach Gruppen zu ordnen. Folgende Ziele werden häufig genannt:

- Ausdauer erhöhen für Alltag und Freizeit (verbesserte Fitness)
- Gesund bleiben und sich wohl fühlen (stabile Gesundheit)
- Gesund werden (stabile Gesundheit)
- Figur halten oder verbessern (aktiver Fettstoffwechsel)

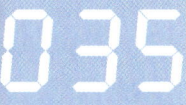

### Die Ausdauer erhöhen für den Alltag und die Freizeit (verbesserte Fitness):

Beim Treppensteigen oder bei der Gartenarbeit, mit den Kindern oder gar Enkeln spielen und um die Wette rennen. Mit Bekannten eine Wanderung unternehmen oder für die bevorstehende Skisaison etwas mehr «Schnauf» bekommen.

Ihre Ziele könnten lauten:

«Es wäre toll, wenn ich im Alltag bei der geringsten Betätigung nicht mehr so stark außer Atem käme.»

«Ich wünsche mir, dass ich nächstes Jahr zusammen mit meiner Familie mehr Bewegung habe.»

«Ich würde gerne wieder im Garten arbeiten können, ohne dass ich mich zu sehr quälen muss.»

### Gesund bleiben und sich wohl fühlen mit wenig Aufwand (stabile Gesundheit):

Große Sportliche Ambitionen haben Sie keine, aber Sie möchten wenigstens gezielt etwas für Ihr Herz-Kreislauf-System tun, sodass es Ihnen möglichst lange gute Dienste leisten kann. Oder Sie möchten sich einfach etwas wohler in Ihrer Haut fühlen.

Ihr Ziel könnte z. B. so lauten:

«Ich versuche, mich mehr zu bewegen, damit ich keine Probleme mit dem Herzen bekomme.»

«Auch in den nächsten Jahren möchte ich noch gesund und fit sein.»

«Ich möchte morgens nicht mehr so gerädert aufwachen.» (Viele Personen schlafen zwar lange genug, aber die Schlafqualität stimmt nicht. Man wacht morgens auf und hat das Gefühl, überhaupt nicht erholt zu sein.)

### Gesund werden (stabile Gesundheit):

Sie haben einen kleinen oder auch größeren gesundheitlichen «Leidensdruck». Ich meine damit nicht ein gebrochenes Bein oder die vom Altherrenfußball abgerissenen Bänder, sondern langfristig ernst zu nehmende Faktoren, die mit dem Thema Ausdauer und Herz-Kreislauf zusammenhängen. In der Regel ist der eine oder andere Gesundheitsparameter (Blutdruck, Cholesterin, Blutzucker) nicht ganz so, wie er sein sollte. Aus unserer Erfahrung mit präventiv-medizinischen Check-ups macht es wenig Sinn, Parameter einzeln und isoliert zu betrachten. Das heißt, wenn eine Person leicht erhöhte Cholesterinwerte hat, ist das noch lange kein Grund, Cholesterinsenker zu verabreichen. Es sollte immer der Gesamtzustand eines Körpers unter den individuellen Gegebenheiten beurteilt werden. Dennoch dürfte bei allem präventiven Wissen und gut gemeinter Propaganda in Sachen Bewegung und Gesundheit der Anteil derer größer sein, die lieber ein Präparat schlucken, als endlich einmal den Hintern aus dem Sessel zu bewegen.

Ihre Zielsetzung könnte sein:

«Ich möchte meinen erhöhten Cholesterinspiegel senken.»

«Ich will etwas für meinen Blutzuckerspiegel tun.»

«Ich hoffe in drei Jahren einen niedrigeren Blutdruck zu haben.»

Anmerkung: Achten Sie darauf, dass Ihre Blutwerte stets nüchtern erhoben werden, da sie sonst wenig bis gar nicht aussagefähig sind. Immer noch kommen Personen in unsere Praxis, denen vom Hausarzt erhöhte Blutwerte (z.B. Blutzucker oder Triglyceride) attestiert wurden, obwohl bei richtigem Procedere alles völlig normal, d.h. ohne auffälligen Befund ist.

## Figur halten oder verbessern (aktiver Fettstoffwechsel):

Sie verbinden das Thema Fitness vor allem mit Ihrer figürlichen Verfassung. Sie fühlen sich entscheidend besser, wenn Sie ein paar Kilo weniger auf der Waage haben oder wenn Sie wieder in Ihre alten Jeans passen. Nahezu alle Personen, die mit figürlichen Problemen bzw. mit dem Problem *Fett* zu kämpfen haben, leiden permanent und täglich darunter. Dies gilt auch für Menschen, die nicht unbedingt als «dick» eingestuft werden, sehr wohl aber unter Ihren «Problemzonen» leiden. Die bekanntesten Problemzonen sind bei Frauen das Gesäß, Hüfte und Oberschenkel (Reiterhosen), beim Mann ist es der Bauch, für den der Volksmund einige charmante Umschreibungen parat hält wie «Rettungsring», «Pauke» oder «Wampe».

Vielleicht haben Sie auch schon einige Diäten hinter sich, und Ihnen ist inzwischen klar geworden, dass langfristiger Erfolg ohne große Einschränkungen und Verzicht beim Essen nur mit der geschickten Kombination von Bewegung und Ernährung zu erreichen ist.

Ziele:

«Ich möchte endlich schlanker sein.»

«Ich wünsche mir 12 Kilo weniger auf der Waage.»

«Es wäre toll, wenn ich in meine alten Kleider wieder reinpasse.»

# Viele Ziele

«Ich will von allem etwas», sagte ein Seminarteilnehmer spontan, und häufig sind es zwei, drei Ziele, die wir gemeinsam mit unserem Fitness-Programm verfolgen. Sicher werden Sie sich auch von mehreren der angedeuteten Ziele angesprochen fühlen. Wer möchte nicht etwas für den Ausgleich, aber auch gleichzeitig etwas für die Figur und die körperliche Leistungsfähigkeit tun? Wer «von allem etwas» möchte, der bekommt in der Regel auch ein bisschen von allem, aber der durchschlagende Erfolg wird ausbleiben, weil die *Konzentration* fehlt. Merke:

*Viele Ziele führen zur «Verzettelung» – die Konzentration auf ein Ziel führt zum Erfolg!*

An dieser Stelle sei eine Parallele zur Managementpraxis erlaubt: Erfolgreiche Unternehmer unterscheiden sich unter anderem in diesem Punkt von weniger erfolgreichen – sie verstehen es, ihre Kräfte jeweils auf ein Ziel zu lenken, und wenn dieses dann erreicht ist, packen sie das nächste an.

Es ist natürlich möglich, mehrere Ziele gleichzeitig zu erreichen, hier geht es aber zunächst darum, Ihre Gedanken und Aktivitäten auf ein konkretes Ziel zu lenken, wohl bewusst, dass z. B. eine verbesserte Grundlagenausdauer auch mit einer Senkung der persönlichen Risikofaktoren und ggf. mit einer Gewichtsreduktion einhergeht.

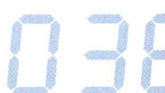

# Verpflichtung

Zielsetzungen wie
«Ich möchte ...»
«Ich wünsche mir ...»
«Ich hoffe ...»
«Ich versuche ...» usw.
sind nichts anderes als fromme Lippenbekenntnisse. Wir kennen
das von unseren guten Vorsätzen, die wir am Silvesterabend für
das neue Jahr stolz von uns geben – um dann einige Stunden,
eventuell auch Tage danach festzustellen, dass sich genau an dieser Stelle in unseren Gehirnwindungen nunmehr ein «schwarzes
Loch» befindet. Nehmen Sie sich in die Pflicht, denn Formulierungen wie «Ich möchte ...» oder «Ich würde gerne ...» sind nicht
dienlich, Ihre Motivation zu fördern. Das liegt daran, dass eine
solche Wahl der Worte Ihnen die Möglichkeit lässt, auszuweichen
bzw. es nicht zu tun.
Beispiel: «Ich möchte gerne ..., aber ich habe keine Zeit.»
Außerdem steckt in den oben genannten Formulierungen immer
auch die Möglichkeit des Scheiterns, des Versagens.
Beispiel: «Ich versuche wieder ..., aber es klappt ja doch nicht.»
Ein verpflichtendes Ziel muss den definitiven Zustand beschreiben, d. h., Sie unterstellen, dass es so sein wird, wie Sie es sich
heute wünschen:
«Ich werde wieder fitter sein.»
«Ich werde wieder mehr Sport treiben und dadurch Energie ge-
winnen.»
Nur so nehmen Sie sich selbst in die Pflicht und verankern den
Erfolg in Ihrem Unterbewusstsein. *Hören Sie auf zu hoffen, zu möch-
ten oder zu versuchen – tun Sie es!*

# Konkrete Ziele

«Ein gutes Ziel muss messbar sein» – für einige Aspekte der Fitness ist es recht einfach, ein messbares Ziel zu definieren (Figur,
Gewicht), für andere wiederum ist es eher schwierig (Wohlbefin-

den, Schlafqualität). Wir werden uns im nächsten Kapitel verschiedene Möglichkeiten und Tests zur Bestimmung Ihres Ist-Zustandes anschauen. Um Ihnen einige Ideen zu geben, wie konkrete Zielsetzungen in den verschiedenen Bereichen lauten können, habe ich obige Beispiele aufgegriffen und neu formuliert:

*Ausdauer erhöhen für Alltag und Freizeit (verbesserte Fitness):*
«Ich kann in einem Jahr die vier Etagen zu meiner Wohnung mit zwei vollen Einkaufstaschen hochlaufen, ohne stark außer Atem zu kommen.»
«Ich werde nächsten Sommer mit meinen Enkelkindern eine dreistündige Wanderung machen.»
«Ich werde in 6 Monaten zwei Stunden am Stück im Garten arbeiten können, ohne dass ich am nächsten Tag erschöpft bin oder Schmerzen habe.»
«Ich werde in 4 Monaten mit einer Herzfrequenz von 125 meine Walking-Runde 5 Minuten schneller absolvieren können.»

*Gesund bleiben, sich wohl fühlen (stabile Gesundheit):*
«Ich werde zweimal pro Woche für eine Stunde Walking machen, um mich lange eines gesunden Herzens erfreuen zu können.»
«Auch in 5 Jahren, mit einem Alter von 45, werden alle meine Blutwerte und mein Belastungs-EKG ausgezeichnet sein.»
«Ich werde an mindestens 4 Tagen (heute nur zwei) in der Woche morgens aufwachen und voller Energie sein».

*Gesund werden (stabile Gesundheit):*
«Ich werde in 15 Monaten meinen erhöhten Cholesterinspiegel auf Normalwerte senken.»
«Ich werde in zwei Jahren meinen Blutzuckerspiegel auf normale Werte stabilisieren.»
«In drei Jahren habe ich einen durchschnittlichen Blutdruck von 120/90 statt zurzeit 150/100.»

*Figur, Gewicht (aktiver Fettstoffwechsel):*
«Ich werde im nächsten März einen Bauchumfang von 99 cm haben.»

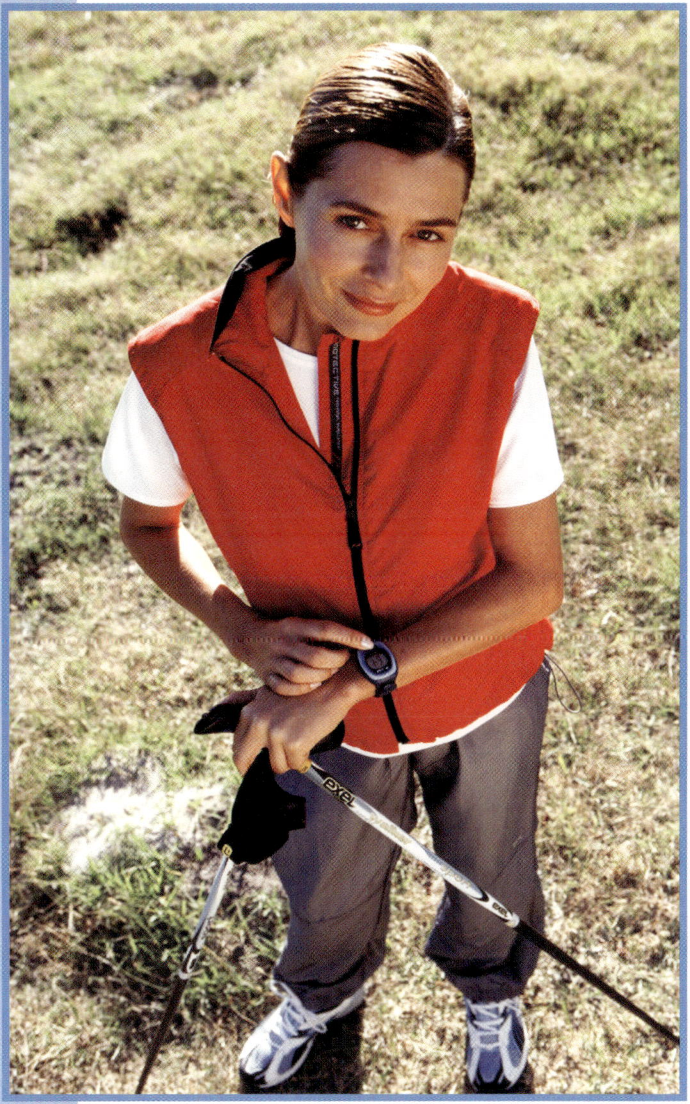

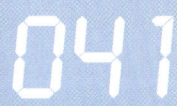

«Ich werde am 1. August 20XX einen Körperfettanteil von 22 % haben.»

Ich bin sicher, Sie haben jetzt genug Ideen für Ihr ganz persönliches Fitness-Ziel erhalten. Auch wenn Sie sich vielleicht gar nicht so festlegen möchten, so empfehle ich Ihnen dennoch, ein konkretes Ziel schriftlich zu definieren, damit Ihr Unterbewusstsein entsprechend «programmiert» wird.

## Unser Unterbewusstsein

Nach wie vor unterschätzen wir vermeintlich rational denkenden Menschen die Kraft unseres Unterbewusstseins. «If you can dream it, you can do it» – was Sie sich bildlich vorstellen, können Sie auch erreichen. Allein durch die intensive Auseinandersetzung mit Ihrem Fitness-Ziel erreichen Sie, dass ein Großteil Ihrer Energie an der Verwirklichung mitarbeitet.

Ihr Erfolg in Sachen Fitness wird nicht nur durch Wissen, Willenskraft und Erfahrung beeinflusst, sondern es sind meist die Faktoren in Ihrem Unterbewusstsein, die das berühmte Zünglein an der Waage spielen.

## Ihre persönliche Verpflichtung

Machen Sie daher eine schriftliche Vereinbarung mit sich – am besten jetzt gleich:

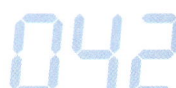

## Mein Ziel!

Meiner **Gesundheit & Fitness** zuliebe

werde ich folgendes Fitness-Ziel bis _____ erreichen:

_____

_____

_____

_____

_____

Um dieses Ziel zu erreichen,
definiere ich meine nächsten Schritte wie folgt:

1. _____

2. _____

3. _____

4. _____

Wenn ich mein Ziel erreiche,
dann werde ich mich wie folgt belohnen:

_____

_____

_____

_____

_____

Unterschrift Zeuge: _____

Datum: _____    Unterschrift: _____

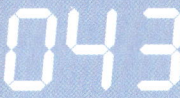

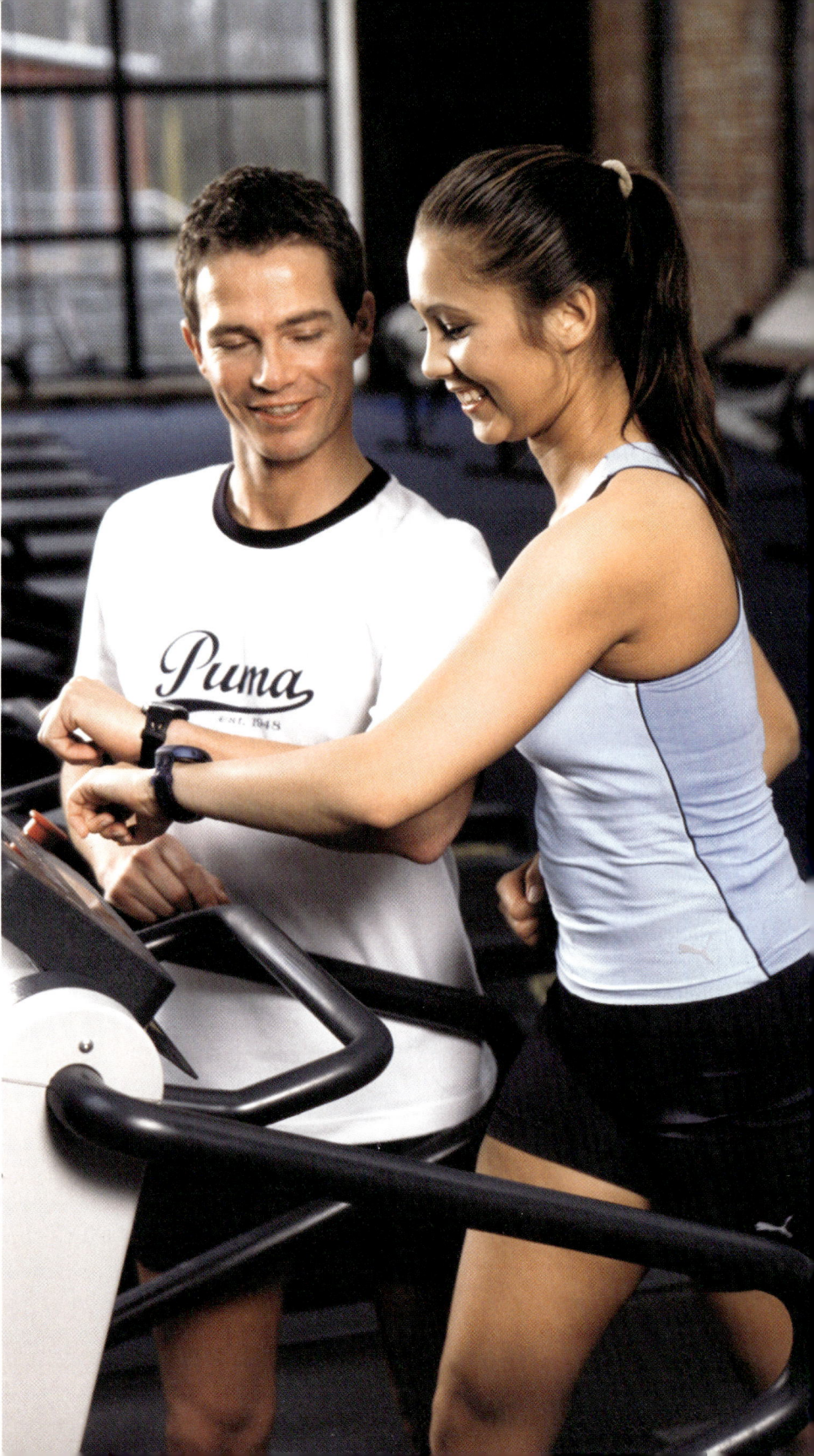

# Die Fitness-Tests

«Wo stehe ich heute?» und «Wie ist es um meine Fitness bestellt?» Die Erhebung des Ist-Zustandes ist der zweite Schritt Ihrer Fitness-Strategie. Ein gutes Testing zur Vorbereitung hilft, Ziele realistisch einzuschätzen und macht eine direkte Erfolgskontrolle möglich. In «So einfach ist Fitness» möchte ich mich für Ihren Einstieg auf die Testmethoden beschränken, die Sie zum großen Teil selbst durchführen können. Die Tests sind ohne großen technischen Aufwand durchführbar, in der Regel ist ein Herzfrequenzmessgerät ausreichend.

Für einen umfassenden Check-up oder eine Leistungsdiagnostik sollten Sie sich an versierte Anbieter wenden. In guten Fitness-Centern werden solche Dienstleistungen auf hohem Niveau angeboten. Es ist nicht notwendig, dass Sie alle im Buch vorgestellten Tests machen, sondern sich je nach Ambitionen, Ausgangslage und Zielsetzung die passenden Testmethoden «herauspicken». Bei den einzelnen Tests finden Sie Angaben zur Zielgruppe und zum Zweck. Wenn Sie bereits einen der Tests durchführen sowie mit einer Wiederholung Ihre konditionelle Verbesserung verfolgen, ist mein persönliches Ziel als Autor bereits erreicht. Doch bei allem Fitness-Enthusiasmus: Ihre Gesundheit zuerst …

## Gehen Sie auf Nummer Sicher

Regelmäßige körperliche Aktivität bzw. ein gutes Fitness-Training macht Spaß, bringt Motivation im Alltag und beeinflusst Ihr Leben vielfach positiv. Für die meisten Menschen ist die Aufnahme eines regelmäßigen Fitness-Trainings völlig problemlos und ungefährlich. Jedoch sollten Sie dabei kein unnötiges Risiko eingehen und Ihren persönlichen Gesundheitszustand realistisch beurteilen. Als grobe Einschätzung dient Ihnen folgender Fragenkatalog:

## Risikobeurteilung

| Beantworten Sie bitte die Fragen und tragen Sie die zur Antwort passende Punktzahl im Kästchen ein. Zählen Sie anschließend die Punkte zusammen und beurteilen Sie Ihr Risiko. | | Punktezahl | Ihre Punkte |
|---|---|---|---|
| Alter | • älter als 45 Jahre | 8 | |
| | • älter als 35 Jahre | 4 | |
| | • jünger als 35 Jahre | 0 | |
| Geschlecht | • weiblich | 0 | |
| | • männlich | 2 | |
| Familie | • Falls Eltern und/oder Geschwister Herzinfarkt oder Angina Pectoris | | |
| | – vor dem 60. Lebensjahr gehabt haben | 16 | |
| | – nach dem 60. Lebensjahr gehabt haben | 6 | |
| | • Falls keine Herzkrankheiten bekannt sind | 0 | |
| Persönlich | • Falls bei Ihnen eine Herzkrankheit bekannt ist (Herzinfarkt, Angina Pectoris, Herzrhythmusstörungen, Herzfehler, Herzschrittmacher) | 40 | |
| | • Falls keine Herzkrankheiten bekannt sind | 0 | |
| Herzrhythmus-störungen | • Herzrhythmusstörungen vorhanden | 40 | |
| | • Falls Ihr Herz manchmal «stottert» oder bei Ihnen ein Herzfrequenzmessgerät nicht funktioniert | 20 | |
| | • normaler Herzrhythmus | 0 | |
| Blutdruck | • hoher Blutdruck bekannt | 8 | |
| | • Blutdruck nicht bekannt | 4 | |
| | • normaler Blutdruck bekannt | 0 | |
| Rauchen | • mehr als 2 Pakete pro Tag | 20 | |
| | • 1–2 Pakete pro Tag | 15 | |
| | • weniger als 1 Paket pro Tag | 5 | |
| | • Nichtraucher | 0 | |
| Gewicht | • Falls Sie übergewichtig sind | 4 | |
| | • Falls Sie ein normales Körpergewicht haben | 0 | |
| körperliche Bewegung | • Falls Sie seit 2–3 Jahren keinen Sport mehr betreiben | 10 | |
| | • Wöchentlich 1 Ausdauertraining von mindestens 15 Minuten | 2 | |
| | • Regelmäßig 2 x 30 Minuten Ausdauertraining pro Woche | 0 | |
| | **Total Punkte** | | |

### Interpretation der Risikopunkte

**40 Punkte und mehr:** Sie sollten auf jeden Fall weiterführende ärztliche Untersuchungen machen lassen, auch wenn Sie kein Fitness-Training durchführen oder beginnen!

**18 bis 39 Punkte:** Vor Durchführung oder einem Neueinstieg in ein sportliches Training sollten Sie Ihre Belastungsfähigkeit durch einen Arzt abklären lassen.

**unter 18 Punkten:** Ihr Risiko ist bei einer sportlichen Betätigung nicht erhöht.

Weitere *Hinweise* auf mögliche Risikoquellen geben auch folgende Fragen:

■ Haben Sie Schmerzen oder Stechen in der Brust bei körperlicher Aktivität?

■ Hatten Sie in den letzten Wochen Schmerzen im Bereich des Brustkorbs beim Sitzen oder Liegen?

■ Verlieren Sie öfter die Balance, oder wird Ihnen plötzlich schwindelig?

■ Haben Sie ab und zu Atemnot oder das Gefühl, Sie bekommen nicht genügend Luft?

Wenn Sie eine der Fragen mit JA beantworten, dann raten wir Ihnen unbedingt, sich vorher von einem versierten Arzt untersuchen zu lassen. Angezeigt sind dann Untersuchungen wie z. B. Belastungs-EKG, Lungenfunktionstest und Blut-Screen.

## Der Arzt Ihres Vertrauens

Unsere Hausärzte sind in der Regel dafür da, uns zu helfen, wenn wir ein gesundheitliches Problem haben. Junge Mediziner, die sich mit viel Motivation vorgenommen haben, ihre zukünftigen Patienten vor allem zu gesunder Bewegung und Ernährung zu bekehren (weil damit die meisten gesundheitlichen Probleme langfristig behoben wären), resignieren früher oder später. Das Gros der Bevölkerung schluckt halt lieber Tabletten, als sich mit viel Disziplin ein anderes Verhalten anzueignen.

Suchen Sie sich doch einen Arzt, der selbst begeisterter Sportler ist. Er wird Ihnen den einen oder anderen Tipp für Ihr Fitness-Training geben können, weil er selbst aktiv ist oder sich in Leistungsphysiologie auf dem Laufenden hält. Möglicherweise kann er Ihnen gar als Vorbild dienen, was ein dickbäuchiger und rauchender Medizinmann wohl nicht tun wird.

# Die besten Testmethoden für Ihr persönliches Ziel

Für die verschiedenen Gruppen, die wir im Kapitel Zielsetzung behandelt haben
- Ausdauer erhöhen für Alltag & Freizeit (verbesserte Fitness)
- Gesund bleiben und sich wohl fühlen (stabile Gesundheit)
- Gesund werden (stabile Gesundheit)
- Figur halten oder verbessern (aktiver Fettstoffwechsel)
sind zwangsläufig unterschiedliche Tests notwendig.

# Ausdauertests für das Ziel «verbesserte Fitness»

### Der Treppentest

Zielgruppe: Personen, die gelegentlich ihre Ausdauerfähigkeit überprüfen bzw. im Zeitverlauf vergleichen möchten. Auch für völlig untrainierte und unsportliche Personen geeignet.

Notwendiges Material: Ein Herzfrequenzmessgerät, ein Treppenhaus mit 3 Stockwerken. Wichtig: Für den Vergleich immer dieselbe Treppe nehmen.

Sinn und Zweck: Die Ausdauer und die Tagesform anhand der eigenen Herzfrequenz bestimmen.

Häufigkeit: z. B. einmal pro Monat

Vorteil: Bereits leichte Verbesserungen sind feststellbar, die rein

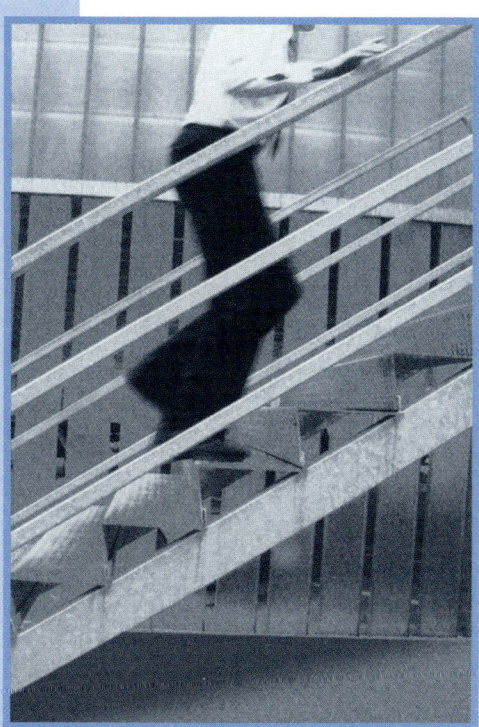

nach Gefühl nicht zu spüren sind.

Nachteil: Beim Treppentest werden keine Leistungsparameter berücksichtigt, die sich vergleichen ließen.

Durchführung: Sie stehen ruhig und ausgeruht am unteren Ende «Ihrer» Treppe und messen Ihre Herzfrequenz (notieren). Beginnen Sie die Treppe Stock für Stock hochzulaufen, ohne sich am Geländer festzuhalten. In der Regel sind unsere Treppenhäuser so angelegt, dass die Treppe pro Stockwerk zwei Teile mit einem Zwischenpodest hat.

Gehen Sie in einer zügigen, mittleren und gleichmäßigen Geschwindigkeit – zur Orientierung: pro Etage etwa 12–15 Sekunden. Wenn Sie oben angekommen sind, messen Sie direkt Ihre Herzfrequenz und nach 1 Minute nochmals. Notieren Sie Ihre Werte in folgender Tabelle. Wird Ihre Herzfrequenz nach ein paar Wochen niedriger, weil Sie z. B. ein regelmäßiges Bewegungsprogramm (z. B. 2–3-mal pro Woche für eine Stunde zügig spazieren gehen) durchführen, so haben Sie eine gesteigerte Ausdauerfähigkeit erlangt.

| Datum | | | |
|---|---|---|---|
| Ruhefrequenz vorher, stehend | | | |
| Herzfrequenz nach 3 Etagen | | | |
| Erholungsfrequenz nach 1 Minute | | | |

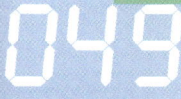

## Der Drei-Minuten-Stepptest

Zielgruppe: Personen, die regelmäßig ihre Ausdauerfähigkeit überprüfen möchten. Auch für mäßig trainierte Personen geeignet, gänzlich Untrainierte sollten ohne Probleme eine Belastung von drei Minuten intensivem Treppensteigen ohne Probleme aushalten können.

Notwendiges Material: Ein Herzfrequenzmessgerät, eine Treppe oder eine stabile Kiste, ein Podest o. Ä. mit der richtigen Höhe wie unten angegeben.

Sinn und Zweck: Die persönliche Ausdauerfähigkeit gemäß standardisierter Tabelle vergleichen.

Häufigkeit: z. B. einmal pro Monat

Vorteil: Einfach durchzuführen. Die Leistung wird anhand der international genormten Tabelle vergleichbar/bewertbar.

Nachteil: Strengt etwas an ...

Durchführung: Wie der Name vermuten lässt, gehen wir (d. h. Sie, ich habe es schon mehrmals gemacht) eine «Stufe» hoch und wieder hinunter. Das Ganze 90-mal in 3 Minuten. Doch der Reihe nach:

Sie haben sich mit der Bedienung Ihres Herzfrequenzmessgerätes vertraut gemacht.

Sie sind ausgeruht und ohne irgendwelche Beschwerden.

Sie suchen sich eine «normale» Treppe. Ein Schritt (Stepp) muss so hoch sein, dass sich beim Aufstellen eines Beines ein Kniewinkel von annähernd 90 Grad ergibt. Für die meisten Personen sind zwei Treppenstufen einer normalen Treppe geeignet. Auch eine stabile Kiste oder ein niedriges Sofa ist durchaus möglich.

Ihre Aufgabe ist es, in 3 Minuten 90-mal mit beiden Beinen den «Stepp» (i. d. R. zwei Stufen) hinauf- und wieder herabzusteigen. Am besten, Sie üben vorher für ein paar Wiederholungen den Rhythmus mit der Uhr. Auch das typische Sekundenzählen («21, 22–21, 22», in diesem Falle bei 21 oben, bei 22 unten) hilft für den richtigen Takt. Nachdem Sie wieder vollständig erholt sind (min. 10 Minuten), können Sie starten:

1. Messen Sie als Erstes Ihre Herzfrequenz im Stehen und notieren Sie diese.

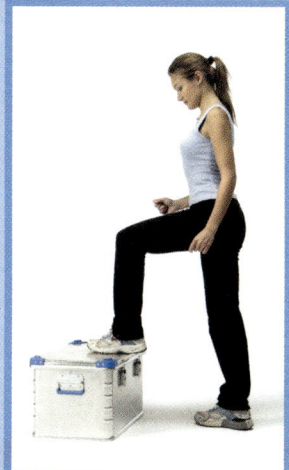 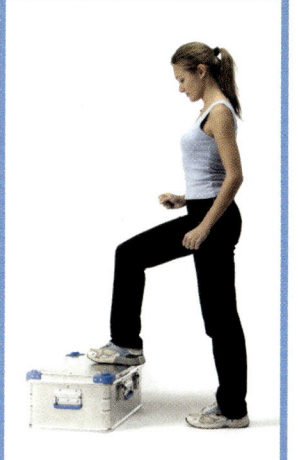 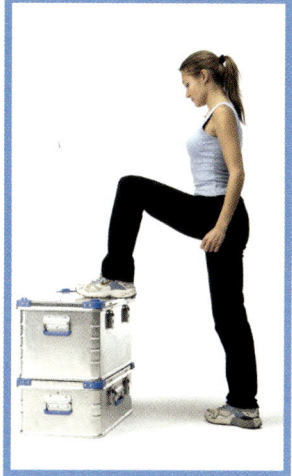

richtig zu niedrig zu hoch

**2.** Führen Sie mit angeschaltetem Herzfrequenzmessgerät den 3-Minuten-Stepptest durch. 90-mal Stepp auf und ab in 3 Minuten. Anmerkung: Sollte Ihnen zwischendurch schwindelig oder unwohl werden, brechen Sie den Test ab. Können Sie das Tempo auf gar keinen Fall halten, da der Test für Sie zu anstrengend ist, dann führen Sie den vorher beschriebenen Treppentest durch.

**3.** Beobachten Sie direkt nach dem letzten Auf und Ab bzw. nach den 3 Minuten wieder Ihre Herzfrequenz – merken Sie sich diesen Wert.

**4.** Beobachten Sie nach einer weiteren Minute nochmals Ihre Herzfrequenz (immer noch stehend) – notieren Sie nun die beiden Werte nach der Belastung:

**Meine Werte**

Ruheherzfrequenz vorher, stehend (RH)

Herzfrequenz direkt am Ende der Belastung (BH)

Erholungsherzfrequenz nach 1 Minute ruhig stehen (EH)

Mein Index vom Stepptest

Der Leistungsindex wird wie folgt berechnet: Index = (RH + BH + EH − 200) : 10

## Interpretation Stepptest

| Werte für Frauen und Männer | | | | | Bewertung |
|---|---|---|---|---|---|
| 20–29 Jahre | 30–39 Jahre | 40–49 Jahre | 50–59 Jahre | über 59 Jahre | |
| 20 und mehr | 20 und mehr | 19 und mehr | 19 und mehr | 18 und mehr | unbedingt ändern |
| 18–19 | 18–19 | 17–18 | 17–18 | 16–17 | na ja |
| 16–17 | 16–17 | 15–16 | 15–16 | 14–15 | mäßig |
| 14–15 | 14–15 | 13–14 | 13–14 | 12–13 | mittel |
| 12–13 | 12–13 | 11–12 | 11–12 | 10–11 | gut |
| 10–11 | 10–11 | 9–10 | 9–10 | 8–9 | sehr gut |
| 9 und weniger | 9 und weniger | 8 und weniger | 8 und weniger | 7 und weniger | exzellent |

### Der Walking-Test

Zielgruppe: Personen, die ihre Ausdauerfähigkeit überprüfen und im Trainingsverlauf vergleichen möchten. Vor allem für untrainierte, unsportliche und auch übergewichtige Personen geeignet. Für gut trainierte Sportler ist der Test nicht aussagefähig.

Notwendiges Material: Ein Herzfrequenzmessgerät, eine flache Gehstrecke von exakt 2 km. Wichtig: Die Distanz muss stimmen, sonst sind die Werte nicht aussagefähig. Am besten, Sie gehen auf Ihren örtlichen Sportplatz, wo Sie i.d.R. eine 400-m-Bahn vorfinden, das heißt, für den Test sind fünf Runden zu absolvieren.

Sinn und Zweck: Anhand des zu errechnenden Walking-Index wird eine Aussage über die Ausdauerleistungsfähigkeit gemacht.

Häufigkeit: z.B. einmal pro Monat

Vorteil: Der Walking-Test ist kein Lauftest und kann von allen Personen (20–65-jährig) absolviert werden. Berücksichtigt werden auch Alter, Geschlecht und der BMI.

Nachteil: Für gut trainierte Personen sind die Ergebnisse nicht aussagefähig.

Durchführung: Starten Sie die Stoppuhr Ihres Herzfrequenzmessgerätes. Legen Sie die zwei Kilometer lange Gehstrecke so schnell wie möglich gehend zurück. Gehen Sie mit kräftigem Armschwung. Ein Fuß hat immer Bodenkontakt, sodass Sie nie in einen Laufschritt verfallen. Am Ende erfassen Sie Ihre Gehzeit in Minuten und Sekunden sowie direkt Ihre Herzfrequenz. Errechnen Sie Ihren Walking-Index wie nachfolgend angegeben. Nach einigen Wochen Bewegungstraining wiederholen Sie den Test und können sich über Ihren Fortschritt freuen!

## Berechnung des Walking-Index

| | Männer | Frauen |
|---|---|---|
| 1. Gehzeit Minuten | ____ x 11,6 = | ____ x 8,5 = |
| 2. Gehzeit Sekunden | ____ x 0,2 = | ____ x 0,14 = |
| 3. Herzfrequenz am Ende der 2 km | ____ x 0,56 = | ____ x 0,32 = |
| 4. Body Mass Index | ____ x 2,6 = | ____ x 1,1 = |
| **5. Summe von 1–4** | = | = |
| 6. Ihr Alter in Jahren | ____ x 0,2 = | ____ x 0,4 = |
| 7. Addieren Sie zu dem Ergebnis aus Zeile 6 | ____ + 420 = | ____ + 304 = |
| **Ihr Walking-Index** | = | = |

Der Wert aus Zeile 7 minus Zeile 5

## Bewertung des Walking-Index

| Index | Interpretation |
|---|---|
| unter 70 | sehr schwache Ausdauer |
| 70 bis 89 | schwache Ausdauer |
| 90 bis 110 | mittlere Ausdauer |
| 111 bis 130 | gute Ausdauer |
| über 130 | sehr gute Ausdauer |

Anmerkung: Bei dieser Bewertung vergleichen Sie sich mit den statistischen Mittelwerten der 350 Testpersonen, die an den finnischen Studien mitgewirkt haben. Maßgeblich ist neben dem Ist-Zustand vor allem eine Verbesserung Ihres Wertes, egal wo Sie heute stehen.

## Der Walking-Test mit dem POLAR A5

Wer es etwas angenehmer haben möchte, kann diesen Test auch mit einem speziellen Herzfrequenzmessgerät durchführen. Das Modell A5 von POLAR hat den Walking-Test bereits eingebaut. Die personenbezogenen Daten wie Alter, Geschlecht, Größe und Gewicht werden einmal eingegeben. Beim Test muss dann zum Start und am Ende nur eine Taste gedrückt werden, den Rest, sprich obige Rechnerei, erledigt die Uhr selbst, und der Walking-Index

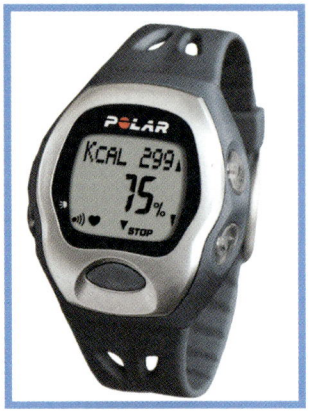

erscheint automatisch auf dem Display. Für jene Personen, die mit dem Gedanken spielen, sich ohne Ambitionen zum Leistungssport ein einfaches Herzfrequenzmessgerät anzuschaffen, ist dieses Modell durchaus zu empfehlen.

Die Interpretation erfolgt in verschiedenen Fitness-Klassen wie folgt:

## SelfWalk-Test Frauen

| Alter (in Jahren) | unter-durchschnittlich | durchschnittlich | über-durchschnittlich |
|---|---|---|---|
| 20–24 | < 27 bis 31 | 32 bis 46 | 47 bis > 51 |
| 25–29 | < 26 bis 30 | 31 bis 44 | 45 bis > 49 |
| 30–34 | < 25 bis 29 | 30 bis 42 | 43 bis > 46 |
| 35–39 | < 24 bis 27 | 28 bis 40 | 41 bis > 44 |
| 40–44 | < 22 bis 25 | 26 bis 37 | 38 bis > 41 |
| 45–49 | < 21 bis 23 | 24 bis 35 | 36 bis > 38 |
| 50–54 | < 19 bis 22 | 23 bis 32 | 33 bis > 36 |
| 55–59 | < 18 bis 20 | 21 bis 30 | 31 bis > 33 |
| 60–65 | < 16 bis 18 | 19 bis 27 | 28 bis > 30 |

## SelfWalk-Test Männer

| Alter (in Jahren) | unter-durchschnittlich | durchschnittlich | über-durchschnittlich |
|---|---|---|---|
| 20–24 | < 32 bis 37 | 38 bis 56 | 57 bis > 62 |
| 25–29 | < 31 bis 35 | 36 bis 53 | 54 bis > 59 |
| 30–34 | < 29 bis 34 | 35 bis 51 | 52 bis > 56 |
| 35–39 | < 28 bis 32 | 33 bis 48 | 49 bis > 54 |
| 40–44 | < 26 bis 31 | 32 bis 46 | 47 bis > 51 |
| 45–49 | < 25 bis 29 | 30 bis 43 | 44 bis > 48 |
| 50–54 | < 24 bis 27 | 28 bis 41 | 42 bis > 46 |
| 55–59 | < 22 bis 26 | 27 bis 39 | 40 bis > 43 |
| 60–65 | < 21 bis 24 | 25 bis 36 | 37 bis > 40 |

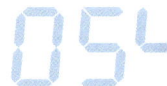

### Der Ergometer-Test

Zielgruppe: Personen, die ihre Ausdauerfähigkeit mittels eines Ergometers (Standfahrrad) überprüfen und im Trainingsverlauf vergleichen möchten. Für Anfänger wie für mäßig trainierte Personen geeignet, insbesondere gelegentliche Radfahrer und «Sonntags-Biker». Für gut trainierte und ambitionierte Radfahrer eignet sich eher ein Stufentest mit Laktatmessungen, wie er in versierten Fitness-Centern und Instituten angeboten wird.

Notwendiges Material: Herzfrequenzmessgerät, Ergometer mit Anzeige der Leistung (Watt) Anmerkung: Bitte beachten Sie, dass je nach Qualität des Ergometers die angegebenen Wattzahlen nur bedingt stimmen. Professionelle Geräte lassen sich zwar eichen, da die Prozedur jedoch aufwendig ist, wird dies i.d.R. unterlassen. Wenn Sie Ihre Tests vergleichen möchten, stellen Sie sicher, dass Sie immer denselben Ergometer benutzen (z.B. im Fitness-Center, wo es von einem Modell mehrere Exemplare gibt).

Sinn und Zweck: Anhand der erreichten Leistung bei einer bestimmten Herzfrequenz wird eine Aussage über die Ausdauerleistungsfähigkeit gemacht.

Häufigkeit: z.B. einmal pro Monat

Vorteil: Der Ergometer-Test kann selbständig absolviert werden.

Nachteil: Da bis zu einer ganz bestimmten Herzfrequenz gefahren wird (hier 140), sind Personen mit einem von Natur aus hohen Herzfrequenzniveau bei der Interpretation benachteiligt, und deswegen ist ein Vergleich mit anderen Personen nur bedingt sinnvoll. Zum Vergleich seiner eigenen Ausdauer (vorher/nachher) ist der Test jedoch sehr gut geeignet.

Durchführung: Sie richten den Ergometer auf Ihre Abmessungen ein (bequeme Sitzposition) und legen Ihr Herzfrequenzmessgerät an. Sie beginnen mit einer Leistung von 50 Watt, die Sie für zwei Minuten konstant halten, danach erhöhen Sie den Widerstand um 25 Watt auf 75 Watt. Nach weiteren zwei Minuten erhöhen Sie wiederum um 25 Watt usw. Sie steigern mit diesen 25-Watt-2-Minuten-Stufen, **bis Sie eine Herzfrequenz von 140 erreicht haben**. Merken Sie sich die erreichte Leistungsstufe und machen Sie anschliessend noch eine «Cool-down-Phase» mit 50 W von 3 bis 5 Minuten.

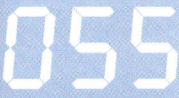

Beurteilt wird nun die erreichte Leistung im Verhältnis zum Körpergewicht, d. h.:

Ergometer-Index = Erreichte Wattzahl : Gewicht

Beispiel: Eine Frau mit 68 Kilogramm erreichte bei 125 Watt die Herzfrequenz 140

125 : 68 = 1,8        Bewertung: Mittlere Ausdauer

## Bewertung des Ergometer-Index

| Index Frauen | Index Männer | Interpretation |
|---|---|---|
| unter 1,0 | unter 1,3 | sehr schwache Ausdauer |
| 1,0 bis 1,4 | 1,3 bis 1,8 | schwache Ausdauer |
| 1,4 bis 1,8 | 1,8 bis 2,3 | mittlere Ausdauer |
| 1,8 bis 2,3 | 2,3 bis 2,8 | gute Ausdauer |
| über 2,3 | über 2,8 | sehr gute Ausdauer |

Wichtiger als der reine Index ist der Verlauf der Herzfrequenz während des ganzen Tests. Am besten bitten Sie eine/n Freund/in, jeweils am Ende einer 2-Minuten-Stufe Ihre Herzfrequenz abzulesen und in folgende Tabelle einzutragen.

| Leistung (in Watt) | Zeit für Herz-frequenzkontrolle | 1. Test Datum | 2. Test Datum | 3. Test Datum |
|---|---|---|---|---|
| 50 | 2 Min. | | | |
| 75 | 4 Min. | | | |
| 100 | 6 Min. | | | |
| 125 | 8 Min. | | | |
| 150 | 10 Min. | | | |
| 175 | 12 Min. | | | |
| 200 | 14 Min. | | | |
| 225 | 16 Min. | | | |
| 250 | 18 Min. | | | |
| 275 | 20 Min. | | | |
| 300 | 22 Min. | | | |

Bei einer Verbesserung Ihrer Ausdauer sollte Ihre Herzfrequenz bei gleicher Leistung niedriger ausfallen, und Sie sollten evtl. auch ein oder zwei Stufen weiterkommen, bis Sie eine Herzfrequenz von 140 erreicht haben.

## OwnIndex™ – Der Fitness-Test, der «im Schlaf» funktioniert

Zielgruppe: Personen, die ihre Ausdauerfähigkeit im Trainingsverlauf vergleichen möchten. Grundsätzlich für alle Personen geeignet.
Da der Test im Liegen durchgeführt wird, ist er vor allem für Anfänger und gänzlich Untrainierte geeignet.
Notwendiges Material: Ein Herzfrequenzmessgerät der M-Serie von POLAR, z.B. M51/52 oder M91ti.
Sinn und Zweck: Anhand der persönlichen Parameter (Alter, Geschlecht, Größe, Gewicht sowie Aktivitätsniveau) und der Ruheherzfrequenz und der Herzvariabilität wird eine Aussage über die Ausdauerleistungsfähigkeit gemacht.
Häufigkeit: z.B. alle 14 Tage
Vorteil: Der OwnIndex™-Test ist kein Bewegungs- oder Lauftest und kann von allen Personen (20–65-jährig) absolviert werden. Berücksichtigt werden auch Alter, Geschlecht und der BMI.
Durchführung: Sie geben Ihre persönlichen Daten in den POLAR-M-Serie ein. Legen Sie sich bequem hin und starten Sie das Programm «Fit-Test» Ihres Herzfrequenzmessgerätes. Nach etwa 5 Minuten hat die Uhr genug Daten im eingebauten Testmodul gespeichert und zeigt Ihren aktuellen OwnIndex™ (Fitness-Index) auf dem Display an. Für den Test sollten Sie ausgeruht, entspannt, nicht mit vollem Magen oder übermüdet sein, da sich nahezu alle körperlichen «Unpässlichkeiten» auf das Ergebnis auswirken können.
Die Interpretation erfolgt in verschiedenen Fitness-Klassen wie folgt (Tabellen auf S. 58):

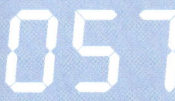

## OwnIndex Frauen

| Alter (in Jahren) | 1 sehr schlecht | 2 schlecht | 3 na ja | 4 durchschnittlich | 5 gut | 6 sehr gut | 7 ausgezeichnet |
|---|---|---|---|---|---|---|---|
| 20–24 | < 27 | 27–31 | 32–36 | 37–41 | 42–46 | 47–51 | > 51 |
| 25–29 | < 26 | 26–30 | 31–35 | 36–40 | 41–44 | 45–49 | > 49 |
| 30–34 | < 25 | 25–29 | 30–33 | 34–37 | 38–42 | 43–46 | > 46 |
| 35–39 | < 24 | 24–27 | 28–31 | 32–35 | 36–40 | 41–44 | > 44 |
| 40–44 | < 22 | 22–25 | 26–29 | 30–33 | 34–37 | 38–41 | > 41 |
| 45–49 | < 21 | 21–23 | 24–27 | 28–31 | 32–35 | 36–38 | > 38 |
| 50–54 | < 19 | 19–22 | 23–25 | 26–29 | 30–32 | 33–36 | > 36 |
| 55–59 | < 18 | 18–20 | 21–23 | 24–27 | 28–30 | 31–33 | > 33 |
| 60–64 | < 16 | 16–18 | 19–21 | 22–24 | 25–27 | 28–30 | > 30 |
| 65–69 | < 15 | 15–17 | 18–19 | 20–22 | 23–25 | 26–28 | > 28 |

## OwnIndex Männer

| Alter (in Jahren) | 1 sehr schlecht | 2 schlecht | 3 na ja | 4 durchschnittlich | 5 gut | 6 sehr gut | 7 ausgezeichnet |
|---|---|---|---|---|---|---|---|
| 20–24 | < 32 | 32–37 | 38–43 | 44–50 | 51–56 | 57–62 | > 62 |
| 25–29 | < 31 | 31–35 | 36–42 | 43–48 | 49–53 | 54–59 | > 59 |
| 30–34 | < 29 | 29–34 | 35–40 | 41–45 | 46–51 | 52–56 | > 56 |
| 35–39 | < 28 | 28–32 | 33–38 | 39–43 | 44–48 | 49–54 | > 54 |
| 40–44 | < 26 | 26–31 | 32–35 | 36–41 | 42–46 | 47–51 | > 51 |
| 45–49 | < 25 | 25–29 | 30–34 | 35–39 | 40–43 | 44–48 | > 48 |
| 50–54 | < 24 | 24–27 | 28–32 | 33–36 | 37–41 | 42–46 | > 46 |
| 55–59 | < 22 | 22–26 | 27–30 | 31–34 | 35–39 | 40–43 | > 43 |
| 60–64 | < 21 | 21–24 | 25–28 | 29–32 | 33–36 | 37–40 | > 40 |
| 65–69 | < 20 | 20–22 | 23–26 | 27–30 | 31–34 | 35–38 | > 38 |

Wichtiger als der absolute Index ist der Verlauf, d. h., mit steigender Fitness wird Ihr Wert vom OwnIndex™-Test ebenfalls steigen. Wenn Sie z. B. im ersten Test einen OwnIndex™ von 24 und einige Wochen später durch ein gezieltes Fitness-Programm einen OwnIndex™ von 28 erreichen, dann haben Sie Ihren Fitness-Level gesteigert.

# Testmöglichkeiten für «stabile Gesundheit»

### Der regelmäßige Check-up

Zielgruppe: Personen, die ihren Gesundheitszustand (nicht Fitness-Zustand) medizinisch überprüfen lassen möchten bzw. endlich mal überprüfen lassen sollten.

Ab einem gewissen Alter, meist ab 35 Jahren, haben sich unter dem Begriff «medizinischer Check» oder auch «Check-up» Vorsorgeuntersuchungen in unterschiedlichem Umfang etabliert. Es ist allerdings nirgendwo definiert, was genau darunter zu verstehen ist bzw. welchen Umfang ein Check-up haben sollte. Die Hausärzte beschränken sich in der Regel auf die Ermittlung des Krankheitsbefundes und bedienen sich dafür Analysen wie z. B. Blut- oder Urinstatus, um in der Regel mitzuteilen: «Es ist alles soweit in Ordnung.» In größeren Kliniken geht das Ganze bis hin zu tagelangen Analysen mit monströser Hightech-Maschinerie.
Was immer auch an Aufwand getrieben wird, mit der reinen Analyse ist es jedoch nicht getan. Denn nur über ein paar Laborparameter, die meist noch nicht einmal erklärt werden, lässt sich keine Verhaltensänderung bewirken. Dies gibt dann Kritikern von präventivmedizinischen Untersuchungen genügend Angriffsfläche, um zu behaupten, Check-ups seien überflüssig, die Kosten im Gesundheitswesen so schon hoch genug, ergo beschränkt man sich weiter auf die bloße Reparatur der entstandenen Schäden. Sie, lieber Leser/liebe Leserin, sind hoffentlich nicht auf das un-

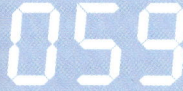

tere Ende der Gesundheitsskala (gerade noch gesund oder doch fast krank?) fixiert, sondern es interessiert Sie, wie Sie Ihren momentanen Zustand nachhaltig verbessern können und täglich einen Zufluss an Motivation, Energie und Gesundheit bekommen.

## Qualität im Check-up

Die im deutschsprachigen Raum ansässigen Institute und Anbieter für Prävention und Gesundheitsförderung führen einen umfassenden Check-up mit mindestens folgenden Elementen durch:

- Anamnese (Erhebung persönlicher Daten, Krankheitsgeschichte, familiäre Belastung)
- Somatische Untersuchung (Abtasten und Abhören der Organe)
- Blutdruck, Ruheherzfrequenz und EKG in Ruhe
- Ultraschalluntersuchung der Organe (optional)
- Ausführliches Blut-Screening (nüchtern)
- EKG unter Belastung (teils auch Leistungstest mit Laktatmessungen)
- Interpretation und Bewertung der Parameter
- Ausführliche Beratung zu Elementen wie Bewegung, Ernährung und Entspannung

Dabei werden die Untersuchungen nicht gemacht, um Ihnen hinterher mitzuteilen, «es sei alles in Ordnung» und die Werte befinden sich «im Normalbereich», sondern sie werden unter der Prämisse erstellt, Angriffspunkte für einen wirkungsvollen Maßnahmenplan zur Stabilisierung und Verbesserung Ihrer Gesundheit zu definieren. Einen guten Check-up erkennen Sie vor allem daran, wie viel Zeit aufgewendet wird, um mit Ihnen Ihre persönliche Situation zu besprechen und ggf. einen Maßnahmenplan zu erstellen. Ein umfassender Check-up kostet je nach Umfang zwischen € 600,– und € 1000,–.

Mein Tipp: Steht bei Ihnen sowieso eine «Generaluntersuchung» an, weil Sie nun ein bestimmtes Alter erreicht haben, dann suchen Sie einen Arzt oder einen Anbieter auf, der präventiv, ggf. auch sportmedizinisch orientiert ist. Einige Angaben finden Sie im Serviceteil des Buches.

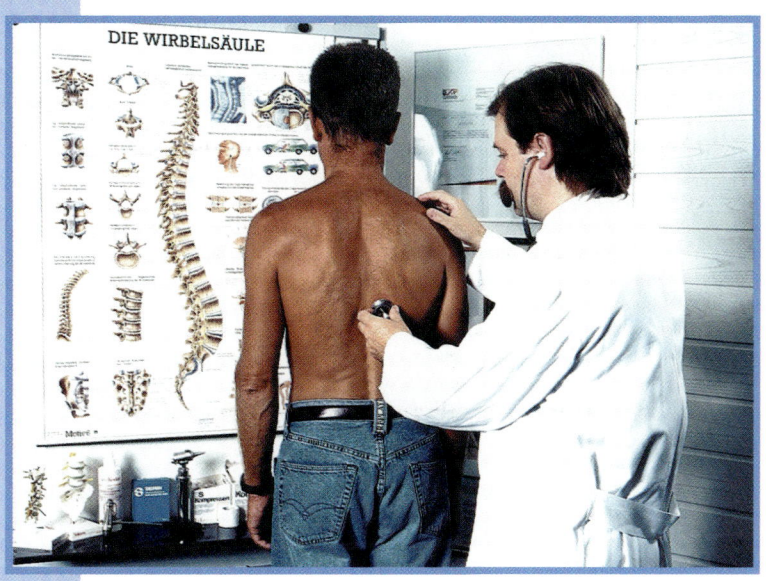

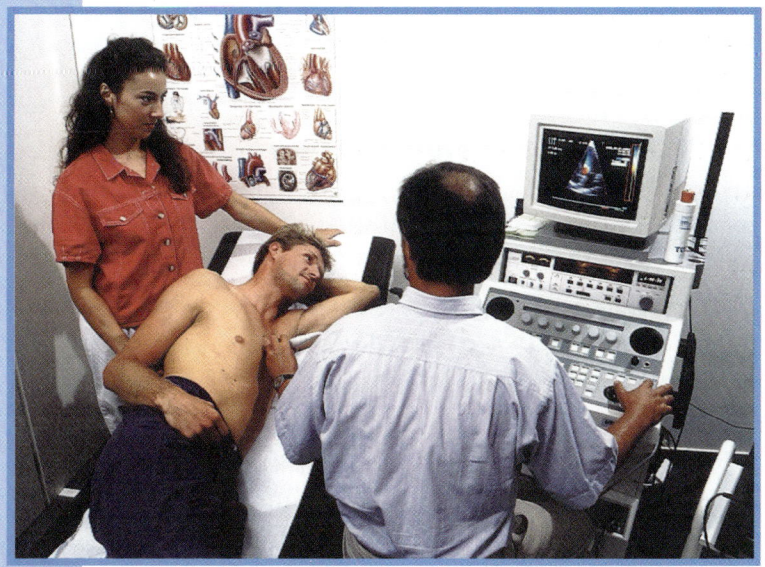

*Die medizinischen Parameter eines Check-ups*
Hier ist primär die klassische Schulmedizin mit ihren Parametern
Blutdruck, Cholesterin, Blutzucker usw. gefragt. Je nach Zielsetzung, z. B. «Ich werde in 15 Monaten meinen überhöhten Cholesterinspiegel auf Normalwerte senken» oder «Ich werde durch

Ernährungs- und Bewegungsmaßnahmen meinen durchschnittlichen Blutdruck auf 120/90 senken», sind vor allem diese Parameter zu beobachten. Begleitend dazu ist es sehr motivierend zu
beobachten, wie durch die getroffenen Maßnahmen sich neben
den Risikomarkern auch die körperliche Fitness verbessert.
Apropos «getroffene Maßnahmen»: Ohne Verhaltensänderung in
Bewegung und Ernährung läuft weder bei «So einfach ist Fitness»
noch bei «Gesund werden und langfristig bleiben» etwas!

### Der «Real-Age-Test» – das biologische Alter

Eine weitere Testmöglichkeit zum Thema Gesundheit ist die Einschätzung Ihres biologischen Alters. Hand aufs Herz! Werden Sie
von Personen die Sie neu kennen lernen, meist jünger, richtig
oder älter eingeschätzt?

▨ jünger ▨ richtig ▨ älter

Zur statistischen Ermittlung Ihres «wahren» Alters hat unser
Check-up-Institut im Internet den *Real-Age-Test* entwickelt.
Zielgruppe: Personen, die sich für das Thema «gesundes Altern»
interessieren
Notwendiges Material: Internetanschluss
Sinn und Zweck: Realistische Einschätzung des eigenen Lebens-
wandels und seiner Auswirkungen auf den Alterungsprozess.
Durchführung: Sie beantworten die angegebenen Fragen, was
etwa 4–6 Minuten Zeit in Anspruch nehmen wird. Danach kalku-
lieren Sie das Ergebnis. Die Berechnung beruht auf harten, statis-
tischen Daten. Die Parameter und Werte sind nach dem aktuellen
Wissensstand der Gerontologie (Altersforschung) validiert und
beinhalten medizinische Check-up-Daten von mehr als 15 000
Personen.

# Real-Age-Test

| Korrektur-punkte | Parameter bzw. Einflussfaktor |
|---|---|
| | *Ihre Gesundheit allgemein* |
| | Hatten Sie in den letzten 5 Jahren schwere Erkrankungen? |
| +1,5 | Ja |
| 0 | Nein |
| | *Ihre familiäre Belastung* |
| | Eltern oder Geschwister mit Herzinfarkt oder Hirnschlag vor dem 60. Lebensjahr |
| +4 | Ja |
| 0 | Nein |
| | Wurde oder ist ein (oder mehrere) Großelternteile über 90 Jahre alt? |
| −2 | zwei und mehr |
| −1 | ein Großelternteil |
| +1 | keine |
| | *Blutdruck (mm Hg)* |
| −1 | bis 120/80 |
| 0 | bis 140/90 |
| +2 | bis 160 oder 95 |
| +4 | über 160 oder 95 |
| | *Ihr Gewicht & Körperfett* |
| | Ihr Body Mass Index |
| −2 | Unter 24 |
| +1 | 25–30 |
| +3 | über 30 |
| | Ihr Körperfettanteil gemäß Tabelle ist |
| −3 | exzellent |
| −2 | gut |
| +2 | mäßig |
| +3 | schlecht |
| | Seit Sie 20 Jahre alt waren, ist Ihr Gewicht |
| −2 | gleich geblieben |
| 0 | um 5–10 Kilo gestiegen |
| +1 | um 10–20 Kilo gestiegen |
| +2 | um mehr als 20 Kilo gestiegen |
| | *Risikofaktoren im Blut* |
| 0 | alle Werte normal |
| +2 | Cholesterin, HDL-, LDL- oder Triglyceride erhöht |
| +4 | Blutzucker erhöht |
| +1 | Harnsäure erhöht |
| +1 | Homocystein erhöht |

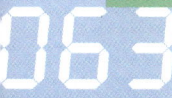

| Korrektur-punkte | Parameter bzw. Einflussfaktor |
|---|---|
| | **Ihr Genussmittelkonsum** |
| | *Nikotin* |
| −5 | Lebenslanger Nichtraucher |
| +1 | bis 1/2 Päckchen Zigaretten pro Tag, pro 10 Jahre |
| +2 | bis 1 Päckchen Zigaretten pro Tag, pro 10 Jahre |
| +3 | mehr als 1 Päckchen Zigaretten pro Tag, pro 10 Jahre |
| | *Alkohol* |
| −1 | Keinen bis 2 Gläser pro Woche |
| 0 | bis 1 Glas pro Tag |
| +2 | mehr als 3 Gläser täglich |
| | **Ihr Bewegungsverhalten** |
| −3 | mind. 2-mal pro Woche 40 Minuten ruhigen Ausdauersport |
| +1 | Ausdauersport, schnell & leistungsbetont |
| +2 | Sport, aber keinen Ausdauersport |
| +4 | keine regelmäßige Bewegung |
| | **Ihr Ernährungsverhalten** |
| | Sie trinken |
| −1 | mehr als 2 Liter Wasser pro Tag |
| 0 | 1–2 Liter |
| +1 | weniger als 1 Liter |
| | Sie frühstücken |
| −1 | mehr als 5-mal pro Woche |
| 0 | 3–4-mal pro Woche |
| +1 | weniger als 2-mal |
| | Sie essen frisches Obst und Gemüse |
| −1 | mehr als 5-mal pro Woche |
| 0 | 3–4-mal pro Woche |
| +1 | weniger als 2-mal |
| | **Ihr Schlaf- und Regenerationsverhalten** |
| | Sie schlafen pro Nacht |
| −1 | zwischen 6,5 und 7,5 Stunden |
| +1 | weniger als 6,5 Stunden |
| +1,5 | mehr als 8,5 Stunden |
| +2 | Sie haben ab und zu Schlafstörungen |
| +3 | Sie haben häufig Schlafstörungen |
| | Sie üben regelmäßig eine Entspannungstechnik oder andere regenerative Maßnahmen (z. B. Sauna, Massage etc.) aus |
| −2 | Mehr als 2-mal pro Woche |
| −1 | 2-mal pro Woche |
| +2 | Nie |

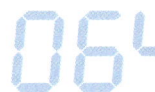

| Korrektur-punkte | Parameter bzw. Einflussfaktor |
|---|---|
| | **Ihre allgemeine Fitness** |
| | Sie schätzen Ihren Fitness-Grad mit gleichaltrigen Personen |
| −2 | besser ein |
| 0 | gleich ein |
| +2 | schlechter ein |
| | Bei 5 Etagen zügig gehen via Treppenhaus |
| −2 | kommen Sie kaum außer Atem |
| 0 | wird Ihr Atem etwas schneller |
| +2 | sind Sie ziemlich außer Atem |
| | **Ihre Stressoren** |
| | In den vergangenen 2 Jahren |
| +1 | haben Sie sich getrennt |
| +1 | den Job gewechselt |
| +1 | hatten einen Todesfall in der Familie |
| +1 | finanzielle Probleme |
| +1 | hatten einen Vorfall, der Sie ähnlich mitnahm |
| | **Ihre sozialen Faktoren** |
| −1 | Sie sind glücklich verheiratet |
| +2 | Sie leben alleine |
| | Wenn Sie Kinder haben: |
| −3 | Sie schöpfen Energie, Glück und Lebensfreude aus Ihrer Elternschaft |
| −1 | Die Elternschaft ist mal belastend, mal bereichernd |
| +3 | Das Verhältnis zu/mit Ihren Kindern ist belastend und Energie raubend |
| | Sie haben gute Freunde, denen Sie sich anvertrauen können |
| −1 | Ja |
| +1 | Nein |
| | In Ihrem Freundeskreis gelten Sie |
| −0,5 | eher als lustig und fröhlich |
| +0,5 | eher als ernst und sachlich |
| | **Ihre Wohnsituation** |
| +2 | Sie wohnen in einer Großstadt, einem Ballungsgebiet o. Ä., |
| +0,5 | in einer Kleinstadt bzw. |
| −2 | auf dem Land |
| | **Ihre Schulbildung** |
| +1 | Sie haben Hauptschulabschluss |
| +0,5 | Sie haben Mittlere Reife |
| −0,5 | Sie haben Abitur |
| −1 | Sie haben einen akademischen Grad |

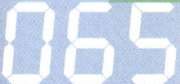

| Korrektur-punkte | Parameter bzw. Einflussfaktor |
| --- | --- |
| | *Ihr Beruf* |
| +2 | Ihre Arbeit stresst Sie sehr, eigentlich sollten Sie den Job wechseln |
| +1 | Ihre Arbeit stresst Sie gelegentlich |
| 0 | Ihr Job ist im Großen und Ganzen o. k. |
| −1 | Ihre Arbeit und die Kollegen sind eine willkommene Abwechslung in Ihrem Alltag |
| −3 | Sie lieben Ihre Arbeit und haben Ihre «Berufung» gefunden |

## Auswertung

Zählen Sie alle Korrekturpunkte zusammen:

Multiplizieren Sie je nach Alter: bis 35 Jahre    x 0,3

36–45 Jahre    x 0,4

46–55 Jahre    x 0,5

ab 56 Jahre    x 0,6

ergibt +/– _____ Jahre als Korrektur
zu Ihrem kalendarischen Alter.

*Interpretation*

Bei den ermittelten Ergebnissen handelt es sich um statistische Berechnungen. Wenn Sie das 40. Lebensjahr überschritten haben, beträgt Ihre statistische Lebenserwartung **ohne** Berücksichtigung Ihrer persönlichen Faktoren als Frau etwa 84 Jahre und als Mann etwa 78 Jahre. Unter Berücksichtigung Ihrer persönlichen Faktoren ergibt sich nunmehr Ihr «Real Age». Beträgt dieses z. B. 52,5 Jahre, so hätten Sie als Mann rein statistisch gesehen noch 25,5 Jahre «gut».

Zu Ihrem Ergebnis:

Ihr Real Age ist **sehr viel höher** als Ihr «kalendarisches» Alter (+7 und mehr Jahre) – Sie sollten unbedingt in Aktion treten und den einen oder anderen Faktor in Ihrer Gesundheitsbilanz zum Positiven ändern, es geht schließlich um Ihr Leben.

Ihr Real Age ist **höher** als Ihr «kalendarisches» Alter (+1,5 bis 6,5 Jahre) – d. h., einige Lebensgewohnheiten und -umstände führen dazu, Ihren Alterungsprozess zu beschleunigen. Sie können jederzeit Ihre Gewohnheiten und Umstände zugunsten einer höheren Lebenserwartung ändern. In der Regel geht damit ebenfalls eine gesteigerte Lebensqualität einher.

Ihr Real Age ist **gleich** Ihrem «kalendarischen» Alter (+/– 0,5 bis 1,5 Jahre) – das bedeutet, dass Ihre Lebensgewohnheiten und -umstände sich in etwa die Waage halten, was den Auswirkungen auf die statistische Lebenserwartung entspricht.

Ihr Real Age ist **niedriger** als Ihr «kalendarisches» Alter (– 1,5 bis 6,5 Jahre) – Sehr gut! D. h., Ihre Lebensgewohnheiten und -umstände führen dazu, Ihren Alterungsprozess etwas zu verlangsamen. Machen Sie weiter so und nehmen noch den einen oder anderen beeinflussenden Faktor in Angriff.

Ihr Real Age ist **sehr viel niedriger** als Ihr «kalendarisches» Alter (– 7 und mehr Jahre) – Gratulation! Bleiben Sie bei Ihrem Konzept und ermuntern Sie andere Menschen, die Ihnen am Herzen liegen, es Ihnen gleichzutun.

## Real-Age-Test im Internet

Zur elektronischen Ermittlung Ihres «wahren» Alters haben wir im Internet unter www.lifepower.de den **Real-Age-Test** einge-

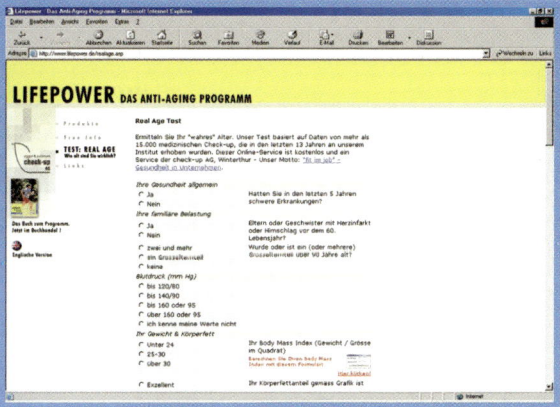

richtet. Der Test ist anonym und kostenlos. Sie beantworten die Fragen wie oben, nur eben am Bildschirm. Am Ende geben Sie in ein Feld Ihr «kalendarisches» Alter ein und klicken den Button «Real Age berechnen». Ihr «wahres» Alter erscheint auf dem Bildschirm.

*Das Protokoll – Zustand zu*
*Wohlbefinden/Energie-Level/Schlaf selbst erheben*

Das eigene tägliche Wohlbefinden zu bewerten ist auf den ersten Blick nicht so einfach. Es fehlt schlicht und ergreifend an messbaren Parametern. Gute praktische Erfahrungen haben wir gemacht mit einem simplen Protokoll, um wertneutral selbst einen Überblick zu gewinnen. Bewertet wird täglich der betreffende Bereich, den man verbessern möchte, z. B. «Wie wache ich morgens auf – ausgeruht und voller Energie oder mittelprächtig oder müde und schlapp?», «Wie ist mein Energie-Level nach der Arbeit – kann ich noch ein Hobby ausüben oder nur noch müde auf dem Sofa sitzen?»

Eine solche Reflexion macht Sinn, da wir meist nur die sehr schlechten Tage in Erinnerung haben. Die Anwendung ist denkbar einfach: Zum jeweiligen Zeitpunkt (morgens oder abends) eines Tages wird dieser in Bezug auf z. B. Schlafqualität oder Energiezustand bewertet. Dies machen Sie für eine Periode von 30 Tagen, um eine quantifizierbare Aussage zu erhalten. Nach dieser

## Mein Wohlfühl-Protokoll

| Datum | Tag | Ruhepuls am Morgen | gut | mittel | schlecht | Bemerkungen |
|-------|-----|--------------------|-----|--------|----------|-------------|
| 24.01.00 | Montag | 67 | | × | | |
| 25.01.00 | Dienstag | 70 | | × | | |
| 26.01.00 | Mittwoch | 68 | | × | | |
| 27.01.00 | Donnerstag | 67 | | × | | |
| 28.01.00 | Freitag | 65 | × | | | AM JOB ALLES i.O. |
| 29.01.00 | Samstag | 63 | × | | | |
| 30.01.00 | Sonntag | 69 | | × | | |
| 31.01.00 | Montag | 68 | | × | | SCHLECHT GESCHLAFEN |
| 01.02.00 | Dienstag | 73 | | × | | LEICHT VERSCHNUPFT |
| 02.02.00 | Mittwoch | 75 | | | × | LEICHTES FIEBER |
| 03.02.00 | Donnerstag | 75 | | | × | BIS ~10°° GESCHLAFEN |
| 04.02.00 | Freitag | 68 | | × | | ES GEHT BESSER |
| 05.02.00 | Samstag | 66 | | × | | |
| 06.02.00 | Sonntag | 64 | × | | | SEHR AUSGERUHT ERWACHT |
| 07.02.00 | Montag | 62 | × | | | GUTES VKL-MEETING |
| 08.02.00 | Dienstag | 64 | | × | | |

Erhebung könnte dann Ihr Ziel z. B. lauten:
«Ich werde meine Situation von 21 energielosen Abenden auf 10 senken»

Tipp: Tragen Sie in Ihr Protokoll ebenfalls die morgendliche Ruheherzfrequenz ein, sie gibt weiterer Aufschluss, wie es Ihrem Körper «geht». Weitere Angaben zur Messung der Ruheherzfrequenz finden Sie im Kapitel Regeneration.

# Die besten Tests & Messungen für «Abnehmen / Figur» (aktiver Fettstoffwechsel)

### BMI – Body Mass Index

Die Körperdaten (Größe & Gewicht) sowie die Figur können bereits erste Hinweise geben über den Fitness-Zustand einer Person. Über 30 Jahre galt das Idealgewicht (Körpergröße – 100 – 10 %) als das Maß der Dinge. Allerdings waren die angegebenen Idealwerte tendenziell eher zu niedrig, und es werden statistische Fehler unterstellt. Das Idealgewicht wird heute zur Beurteilung kaum noch herangezogen.
Neueren Datums und sehr verbreitet ist der Body Mass Index, auch BMI genannt, der sich nach folgender Formel errechnet:

BMI = Gewicht : (Größe in Metern)$^2$

So ergibt sich z. B. für einen Mann mit 80 Kilogramm und einer Größe von 178 cm folgender Wert: 80 : (1,78 x 1,78) = 25,2

### Berechnen Sie Ihren BMI

Gewicht in kg _____ dividiert durch

(Größe in m _____ mal Größe in m _____ )

Mein BMI _____

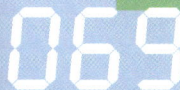

## International standardisierte Interpretation

| | |
|---|---|
| Unter 18,5 | Untergewicht |
| 18,5 bis 24,9 | Normalgewicht |
| 25,0 bis 29,9 | Übergewicht (Präadipositas) |
| 30,0 bis 34,9 | starkes Übergewicht (Adipositas Grad I) |
| 35,0 bis 39,9 | sehr starkes Übergewicht (Adipositas Grad II) |
| über 40 | extremes Übergewicht (Adipositas Grad III) |

So verbreitet der BMI auch ist (wegen seiner Einfachheit, da ohne Geräte), er hat doch ganz klar seine Grenzen. Er basiert nur auf den Parametern Größe und Gewicht, da gilt ein Bodybuilder mit wenig Körperfett schnell als stark übergewichtig und ein zierliches Modell mit hohem, gesundheitlich bedenklichem Körperfettanteil als normal- oder gar untergewichtig. Entscheidend für die Gesundheit ist, woraus sich der Körper zusammensetzt. Ohne weitere technische Geräte wie z. B. Fettmessgeräte ist der BMI sicher ein erster Indikator für den körperlichen Zustand.

### WHR – Waist-Hip-Ratio

Der nächste Parameter für die Beurteilung der körperlichen Situation (Figur) ist das *Taille-Hüfte-Verhältnis* (englisch WHR = Waist-Hip-Ratio). Es spiegelt die Verteilung der Körpermaße wieder und wird zur Beurteilung des Risikos, das sich aus der Körperform ergibt, herangezogen. Der «Apfeltyp», verbreitet bei Männern, birgt ein höheres Risiko für Herz-Kreislauf-Erkrankungen als der «Birnentyp», der eher dem weiblichen Geschlecht zuzuordnen ist. Sie benötigen zur Bestimmung ein Maßband, welches Sie z. B. im nächsten Nähkorb finden können. Richtig gemessen werden die Umfänge von Taille und Hüfte im Stehen ohne Kleidung an folgenden Stellen:

■ Taille auf Höhe des Bauchnabels
■ Hüftumfang auf Höhe des Geschlechts bzw. am größten Umfang. Danach teilen Sie:

WHR = Taillenumfang : Hüftumfang

So ergibt sich z. B. für einen Mann mit einer Taille von 102 cm und Hüftumfang von 99 cm: 102 : 99 = WHR 1,03

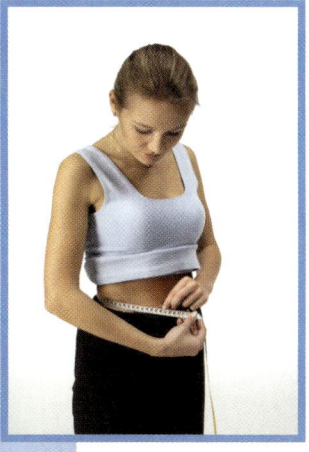 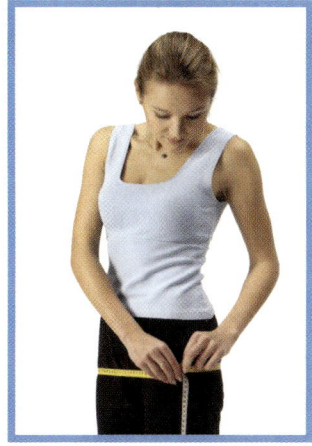

## Berechnen Sie Ihr Taille-Hüfte-Verhältnis

Taille in cm _____ dividiert durch

Hüftumfang in cm _____

Meine WHR _____

## Interpretation
Optimale Werte:
- Bei Frauen sollte das Taille-Hüfte-Verhältnis nicht mehr als 0,80 betragen.
- Bei Männern sollte die Zahl nicht mehr als 1,0 betragen.

*Was geschieht, wenn meine Zahl zu hoch ist?*
Wenn Ihre Zahl zu hoch ist, sollten Sie etwas gegen Ihre Fettpolster unternehmen. Damit schonen Sie Ihre Organe. Zudem werden eine Reihe von Krankheiten, die auf Übergewicht basieren und mit den Jahren entstehen können, auf diese Weise vermieden. Es ist ganz normal, als erwachsener Mensch im Laufe der Jahre zuzunehmen. Ob es sich dabei um gesundheitsgefährdende Kilos handelt, hängt vom Ort des angesammelten Fettgewebes ab: Befindet sich Ihr Fettgewebe hauptsächlich im Bereich der Taille und des Bauches, zählen Sie zum Apfeltyp, was auf ein erhöhtes Risiko für Herzerkrankungen und Diabetes hinweist.

Falls sich Ihre Fettdepots an den Oberschenkeln oder dem Po zeigen (Birnentyp), ist das weniger gefährlich.

Anmerkung: Bei dem WHR ist zu beachten, dass es sich eher um einen Risikoparameter handelt als um einen reinen Parameter der Fitness. Die Bandbreite ist für sehr schlanke Personen nicht so stark zu beeinflussen – wenn ein schlanker Marathonläufer auch ein schmales Becken und einen kleinen Hintern hat, kommt er in der Bewertung kaum über 3–4 Punkte. Trotzdem ist seine Fitness insgesamt immer noch exzellent.

### Figurkontrolle – ohne technische Geräte

Wenn Personen über ihre Figur reden, kommt sehr schnell das Gewicht mit ins Spiel. «Ich muss noch 8 Kilogramm abnehmen» ist dann zu hören. Dabei ist die Waage nicht das beste Messinstrument für dieses Thema:

Die täglichen Schwankungen unseres Gewichtes werden durch den Wasserhaushalt unseres Körpers verursacht. Sehr schön zu verfolgen ist das in der Sauna, wo man nach 2 bis 3 Gängen meist 1 bis 2 Kilogramm leichter ist als vorher, auch hier geben sich einige Personen dem Irrglauben hin, es handle sich um Fettverlust.

Bei gleicher Größe und gleichem Gewicht können Personen recht unterschiedliche Körperformen aufweisen. Dies ist in hohem Maße abhängig vom Körperfettanteil unseres Körpers. Je mehr Fett sich unter der Haut im Bindegewebe ansammelt, umso weicher, voluminöser wird der Körper und sieht «dicker» aus. So ist es möglich, dass wir über Jahre hinweg unser Gewicht *stabil* halten, aber dennoch ganz allmählich, fast schleichend, mehrere Zentimeter an den bekannten Problemstellen zulegen. Ein Kunde drückte es so aus:

«Ich habe seit 15 Jahren das gleiche Gewicht, aber meine Beine und Arme werden immer dünner und mein Bauch immer dicker, ich bin ein Ballon auf dünnen Stecken geworden.»

Es geschieht eine interne Umverteilung, die primär durch körperliche Inaktivität, aber auch durch die Verlangsamung unseres Stoffwechsels im Alter hervorgerufen wird. Mit zunehmendem Alter verändert sich tatsächlich die Körperzusammensetzung derartig, dass die fettfreie Masse abnimmt, die Fettmasse hingegen zunimmt. Das Ganze kann bei gleichem Gewicht stattfinden, und auf der Waage wird keine Veränderung festgestellt. Besonders demotivierend kann diese Tatsache sein, wenn eine Person mit einem Fitness-Training beginnt, um abzunehmen. Wochen- bis monatelang sieht der/die Betreffende auf der Waage keinen Erfolg, obwohl schon ein Menge Fettdepots in aktive Muskelmasse umgewandelt worden sind. Auch kann das Gewicht gar am Anfang steigen, da die neu gewonnenen Ausdauermuskeln auch etwas wiegen – ein sehr häufiger Grund für ein Drop-out.

Es leuchtet also ein, dass ein besserer Messparameter für Ihr Ziel gefunden werden muss. Die Lösung ist einfach: Wir messen das, um was es wirklich geht – die Figur!

### Figurkontrolle

Zielgruppe: Personen mit einem Fitness-Ziel aus dem Bereich Figur/Gewicht
Notwendiges Material: Ein Maßband (cm)
Sinn und Zweck: Neutraler Parameter für das Thema Figur
Vorteil: Sie brauchen zunächst keine Fettwaage oder Fett-Ana-

### Die Messpunkte

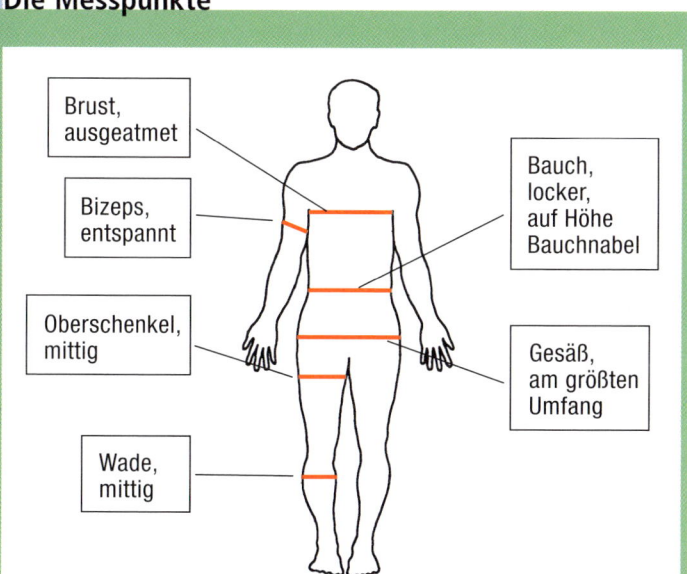

Brust, ausgeatmet

Bizeps, entspannt

Oberschenkel, mittig

Wade, mittig

Bauch, locker, auf Höhe Bauchnabel

Gesäß, am größten Umfang

## Figurkontrolle

| Datum | | | Zielwerte |
|---|---|---|---|
| Bizeps (entspannt) in cm | | | |
| Brustumfang (ausgeatmet) | | | |
| Bauch (locker) | | | |
| Gesäß (größter Umfang) | | | |
| Oberschenkel (mittig) | | | |
| Wade (mittig) | | | |

## Fettanteil- und Gewichtskontrolle

| Datum | | | Zielwerte |
|---|---|---|---|
| Fettanteil in % | | | |
| Gewicht in kg | | | |

lyzer, sondern nur ein einfaches Maßband, wie es in fast jedem Haushalt vorhanden ist.

Häufigkeit: Alle 6–8 Wochen

Durchführung: Messen Sie Ihre Körperumfänge an den festgelegten Messpunkten. Stehen Sie völlig normal und locker. Am besten, Sie bitten den/die Partner/in, der/die Sie bei Ihrem Vorhaben unterstützen wird, die Messung vorzunehmen. Tragen Sie Ihre Abmessungen mit Datum in die Tabelle «Figurkontrolle» ein. So können Sie jederzeit wertneutral überprüfen, ob Sie Ihrem Ziel näher kommen.

## Körperfettmessung – mit technischen Geräten

Die Körperzusammensetzung gibt Aufschluss über das Verhältnis zwischen inaktiver (Fett-)Masse und aktiver (Muskel-)Masse. Die Fettmasse, die wir am Körper haben, ist nicht nur optisch sichtbar, sondern sie wirkt sich auch negativ auf unsere Leistungsfähigkeit aus, da sie als inaktive Masse quasi immer «mitgeschleppt» werden muss. Bei einer großen Fettmasse wird von extremem Übergewicht gesprochen und beim fortschrei-

tenden Krankheitsbild von einer Adipositas (schwere Fettleibig-
keit).

Auch sind nicht unbedingt nur die etwas korpulenteren Menschen von einem hohen Körperfettanteil betroffen, sondern wir
finden auch bei schlanken Menschen (insbesondere Frauen) hohe
Werte vor. Anmerkung: Frauen haben bei gleichem Alter einen ver-
gleichsweise höheren Fettanteil als Männer (ca. 7–8 %), da Mutter
Natur davon ausgeht, dass eine Frau ihr Kind auch zur Welt bringen
können soll, wenn keine Nahrung mehr zur Verfügung steht.

Zielgruppe: Personen mit einem Fitness-Ziel aus dem Bereich
Figur/Gewicht, aber auch ambitionierte Hobby- und Leistungs-
sportler

Notwendiges Material: Ein Fettmessgerät (Waage oder Handgerät)

Sinn und Zweck: Überwachung des wichtigsten Parameters für
das Thema Fettabbau

Vorteil: Die Fortschritte können noch genauer bestimmt werden
als mit der Figurkontrolle.

Häufigkeit: z. B. alle 4 Wochen bzw. je nach Zugang zu einem solchen Gerät. Eine tägliche Messung macht keinen Sinn.

Durchführung: Zur Bestimmung des Körperfetts sind zwei
Methoden erwähnenswert:

### Widerstandsmethode (Bioimpedanz-Methode)

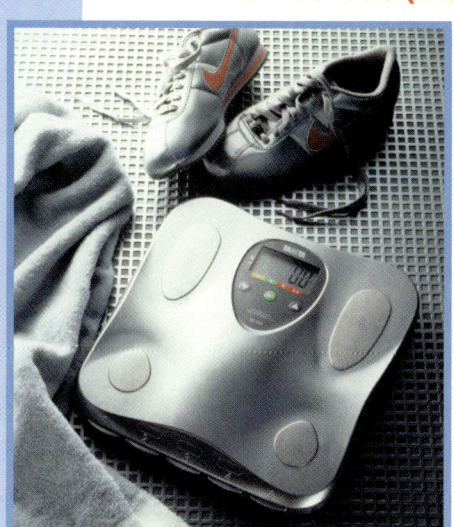

Von der elektrischen Leitfähigkeit
des Körpers wird ein Rückschluss
auf dessen Zusammensetzung
gezogen. Hierzu sind in den ver-
gangenen Jahren einfache und kos-
tengünstige Geräte auf den «Haus-
haltsmarkt» gebracht worden.
Diese Geräte, genannt Fettwaagen
oder Fettmonitore, sind noch er-
schwinglich (zwischen € 80,– und
€ 160,–), weisen aber zum Teil
Ungenauigkeiten auf. Wenn auch
die absoluten Werte nur bedingt
dem tatsächlichen Fettgehalt ent-

sprechen, so kann daheim zumindest festgestellt werden, ob der Körperfettanteil sich verändert. Dazu ist jedoch unbedingt notwendig, dass Sie Ihre Messungen «standardisieren», d. h. am

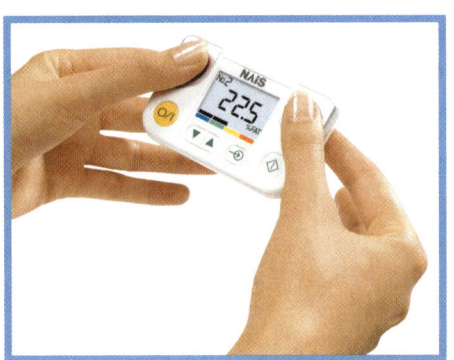

gleichen Wochentag zur gleichen Zeit unter gleichen Bedingungen vornehmen, z. B. sonntags morgens nach dem Aufstehen, noch nüchtern, nach Entleeren der Blase und ohne jegliche Wasserzufuhr. Anstelle der Fettwaagen gibt es kleine, handliche Taschenmonitore, mit denen man jederzeit und überall messen kann.

### Fotooptische Methode (Infrarot-Methode)

Ein Infrarotmessfühler wird an den Körper gehalten. Durch die Reflexion des ausgesendeten IR-Strahles können Menge und Ausdehnung der Fettzellen bestimmt werden. Diese Geräte sind in der Anschaffung teurer (zwischen € 2000,– und € 4000,–) und werden meist von versierten Fitness-Centern und Kliniken eingesetzt. Sie bieten einen guten Mittelweg zwischen Aufwand und Mess-

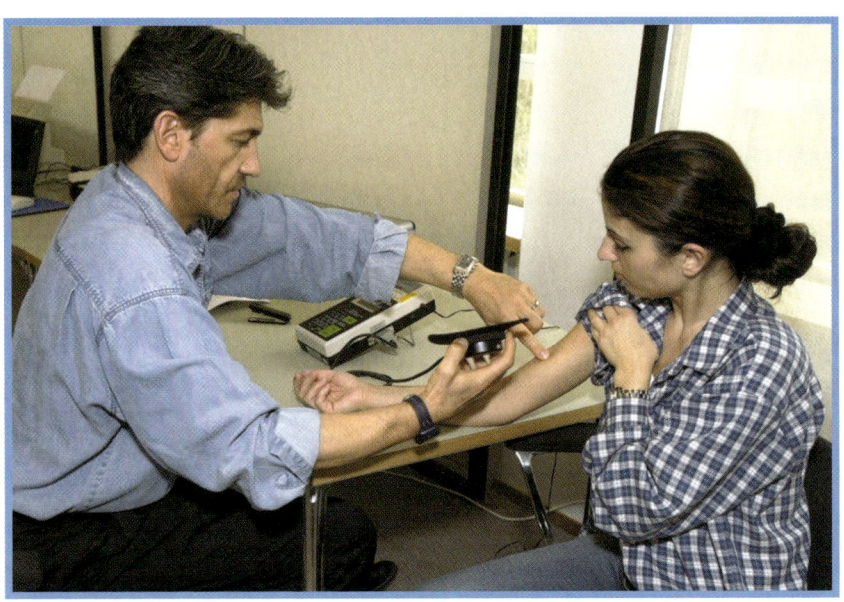

## Körperfettanteil Frauen

| Alter (in Jahren) | exzellent (in Prozent) | gut | mittel | schlecht |
|---|---|---|---|---|
| 20–24 | 18,8 | 22,0 | 24,8 | 29,6 |
| 25–29 | 18,8 | 22,0 | 25,4 | 29,8 |
| 30–34 | 19,5 | 22,6 | 26,3 | 30,5 |
| 35–39 | 21,1 | 23,8 | 27,7 | 31,5 |
| 40–44 | 22,5 | 25,5 | 29,2 | 32,7 |
| 45–49 | 24,1 | 27,2 | 30,8 | 34,1 |
| 50–54 | 26,5 | 29,5 | 33,0 | 36,2 |
| 55– | 27,3 | 30,9 | 34,2 | 38,0 |

## Körperfettanteil Männer

| Alter (in Jahren) | exzellent (in Prozent) | gut | mittel | schlecht |
|---|---|---|---|---|
| 20–24 | 10,8 | 14,9 | 19,0 | 23,0 |
| 25–29 | 12,8 | 16,5 | 20,3 | 24,3 |
| 30–34 | 14,5 | 18,0 | 21,5 | 25,2 |
| 35–39 | 16,1 | 19,3 | 22,6 | 26,1 |
| 40–44 | 17,5 | 20,5 | 23,6 | 26,9 |
| 45–49 | 18,6 | 21,5 | 24,5 | 27,6 |
| 50–54 | 19,8 | 22,7 | 25,6 | 28,7 |
| 55– | 20,3 | 23,5 | 26,7 | 29,8 |

genauigkeit. Wenn Sie die Chance haben, in Ihrer näheren Umgebung, z. B. Fitness-Center, eine Messung mit einem solchen Gerät durchführen zu lassen, dann sollten Sie dies z. B. zweimal pro Jahr machen. Eine Messung kostet ca. € 10,– bis € 20,–.
Egal welche Methode Ihnen zur Verfügung steht, es ist wichtig, dass die Messungen zum Zwecke der Vergleichbarkeit immer mit derselben Methode und wenn möglich mit demselben Gerät gemacht werden. Die absoluten Werte unterschiedlicher Messmethoden sind untereinander nicht vergleichbar.
Referenzwerte für den Körperfettanteil sind in obigen Tabellen aufgeführt.

Nunmehr haben Sie Ihr Ziel und Ihren Ist-Zustand definiert.

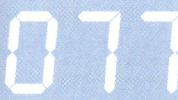

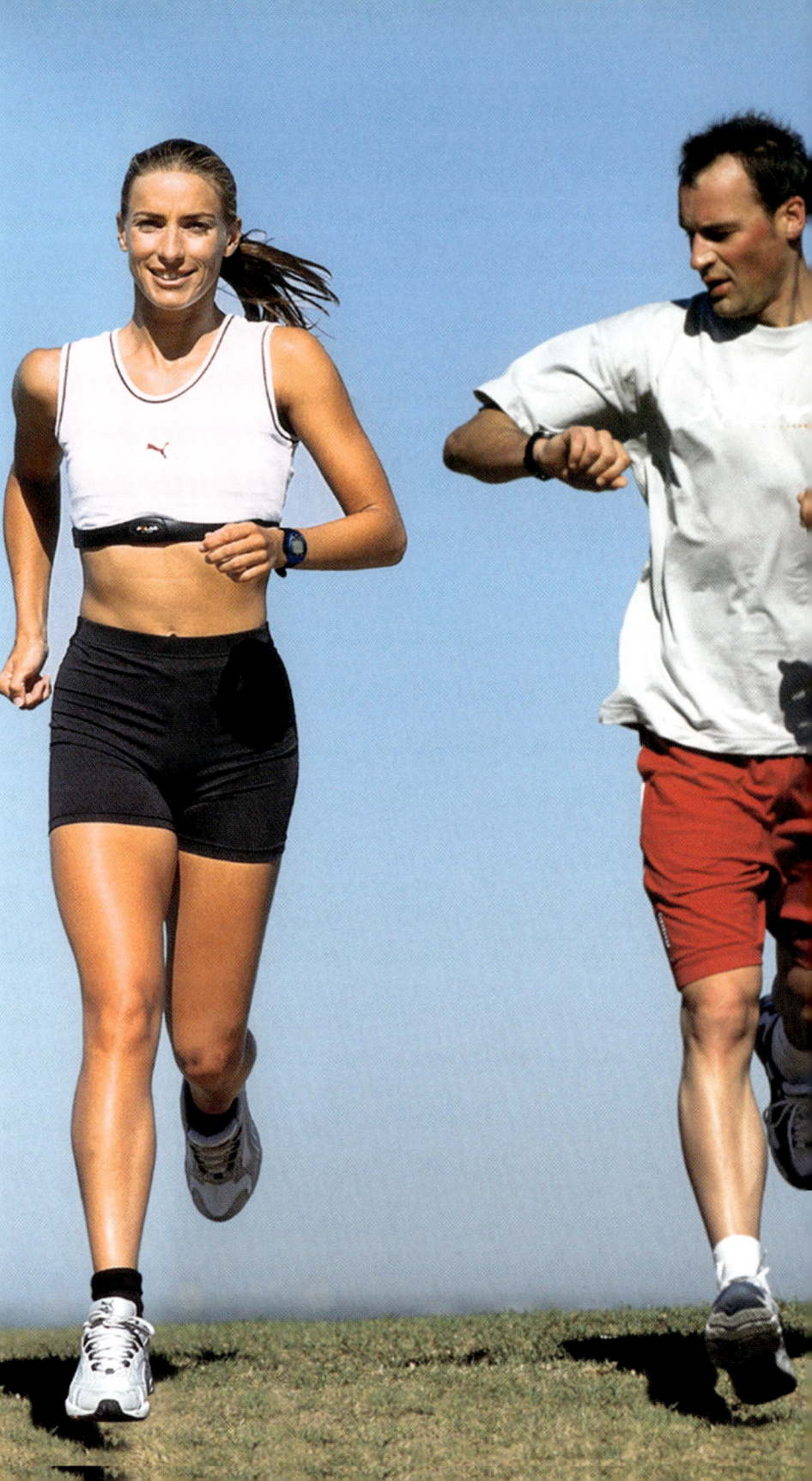

# Die Trainingsbereiche – von Ruhe bis maximale Herzfrequenz

«Welche Herzfrequenz ist richtig für was?»
«Wie finde ich meine persönlichen Herzfrequenzen heraus?», und
«Was bedeutet aerob und anaerob?»
Interessante und wichtige Fragen, denn auf folgende Phänomene stoßen wir immer wieder:

■ Im Hobbybereich sind viele tausend Pulsuhren verkauft worden. Für den zielgerichteten Einsatz fehlt es jedoch oft an Wissen um Trainingsintensitäten und Trainingsaufbau.

■ Dies ist meistens auch der Grund, warum viele Pulsuhren in der Schublade landen. Meist wird das neu erworbene Instrument zwei-, dreimal ausprobiert. Da es permanent piepst, weil man den Puls beim Joggen, Biken oder Ähnlichem gar nicht so niedrig bekommt, wird es schliesslich als untauglich verflucht.

■ Das eigene Körperempfinden ist ein schlechter Gradmesser für die richtige Trainingsintensität. Ein an unserem Institut durchgeführter Versuch mit Freizeitsportlern ergab, dass 72 % der Probanden die für sie richtige Trainingsintensität zur Steigerung der Grundlagenausdauer viel zu hoch einschätzten, sprich es wird zu hart trainiert oder zu schnell gerannt. Auch andere Studien ergaben: Der Großteil aller Freizeitsportler sowie Wiedereinsteiger – trainieren sie ohne Herzfrequenzvorgaben aus einem OwnZone®-Test oder Check-up – hat die Tendenz, zu intensiv zu trainieren

■ Faustformeln zum Berechnen der Trainingsherzfrequenzen (z. B. 220 – Lebensalter x 0.7) sowie die verbreiteten Tabellen treffen nur für einen Teil der Bevölkerung zu und berücksichtigen nicht die Individualität eines jeden menschlichen Körpers – es können deutliche Abweichungen auftreten.

# Die Herzfrequenz

*Wieso schlägt das Herz schneller, wenn wir uns intensiver bewegen?*
Eine physikalische Leistung erfordert Energie. Zur Energieproduktion wird Treibstoff gebraucht, welcher mit Hilfe von Sauerstoff verarbeitet (bzw. oxidativ verarbeitet = verbrannt) wird. Um
den benötigten Sauerstoff vom Aufnahmeort (Lunge) in die Mus-
kelzelle (Energiefabrik und Arbeitsort) zu transportieren, muss
ein Pumpsystem vorhanden sein. Diese Funktion übernimmt
das Herz-Kreislauf-System mit dem Herzen als Pumpe und den
Arterien (vom Herzen wegführende Blutgefäße) und den Venen
(zum Herzen zurückführende Blutgefäße). Muss oder will der
Körper eine größere Leistung erbringen, steigt der Energiebedarf an. Um diesen Energiebedarf zu decken, wird mehr Treibstoff umgesetzt (höheres Tempo beim Autofahren äußert sich
in einem erhöhten Benzinverbrauch). Damit aber diese größere
Treibstoffmenge auch verarbeitet werden kann, ist mehr Sauerstoff erforderlich.

**Vergleich Auto/Mensch**

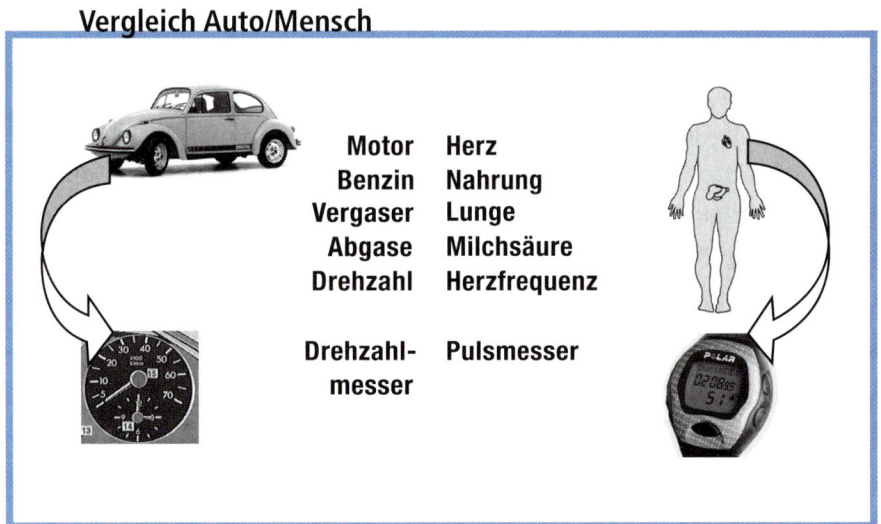

| Motor | Herz |
|---|---|
| Benzin | Nahrung |
| Vergaser | Lunge |
| Abgase | Milchsäure |
| Drehzahl | Herzfrequenz |
| | |
| Drehzahl-messer | Pulsmesser |

Durch eine gesteigerte Pumpleistung des Herz-Kreislauf-Systems
(schnelleres Pumpen) wird die größere Transportleistung erreicht.

Praktisch ist das durch eine erhöhte Herzfrequenz spürbar. Deswegen ist die Herzfrequenzmessung die sinnvollste Methode, um die Intensität Ihrer Bewegung zu steuern.

## Aerober und anaerober Stoffwechsel

Beide Begriffe beinhalten das griechische Wort für Luft: Aero. aerob heißt **mit** Sauerstoff, d. h., die Leistungsbereitstellung erfolgt mit ausreichender Sauerstoffversorgung in der Arbeitsmuskulatur.
anaerob heißt **ohne** (ausreichend) Sauerstoff, d. h., bei steigender Leistung vermag die Arbeitsmuskulatur nicht mehr ausreichend Sauerstoffmoleküle aufzunehmen.

Im aeroben Bereich wird die benötigte Energie in einem Verbrennungsprozess produziert. Dabei werden abhängig von der Intensität Fettsäuren und/oder Kohlenhydrate mit Hilfe von Sauerstoff zu Wasser und Kohlendioxyd verbrannt (also wieder vergleichbar mit dem Verbrennungsmotor, Benzin und Sauerstoff).
Je höher die momentan erbrachte Leistung ist, desto höher ist der Bedarf an Sauerstoff.
Der Mensch kann nun seine Geschwindigkeit so lange steigern, bis die Sauerstoffaufnahmekapazität der Muskulatur erschöpft ist. Diesen Punkt bezeichnet man als «anaerobe Schwelle».
Nun können wir unsere Intensität aber noch weiter steigern und über einen zweiten Stoffwechselweg zusätzliche Energie produzieren, ähnlich wie eine Art Turbolader zünden. Dieser zweite Zusatz-Energieweg beruht nicht mehr auf dem ökonomischen Verbrennungsprinzip, sondern es werden zusätzliche Kohlenhydrate quasi «vergärt» (wie saurer Most), und es entsteht überproportional viel Laktat, sodass dies nicht mehr schnell genug abgebaut werden kann. Anmerkung: Laktat = Salz der Milchsäure, ein Abfallprodukt des Stoffwechsels in der Muskulatur – je mehr Anstrengung, umso mehr Laktat fällt an, ähnlich wie die Abgase beim Verbrennungsmotor.

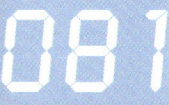

Bei anhaltend hoher Leistung auf diesem Niveau bricht der Stoffwechsel unter dieser «Übersäuerung» zusammen. Ein recht anschauliches Beispiel ist der 400-m-Lauf in der Leichtathletik. Die Athleten könnten nicht nochmals 400 m mit der gleichen Geschwindigkeit zurücklegen.

# Fettstoffwechsel & Kohlenhydratstoffwechsel

Nun ist aber das Thema aerob/anaerob für den Fitness-Einsteiger gar nicht so relevant. Die zweite, viel wichtigere Unterteilung, die wir machen müssen, beschäftigt sich mit der Frage des Treibstoffs, d. h.: «Welcher Treibstoff wird verbrannt?» Die zwei wesentlichen Treibstoffarten in unserem Körper sind Fette (langsame Energieproduktion, vergleichbar mit Diesel) und die Kohlenhydrate (schnelle Energieproduktion, vergleichbar mit Superbenzin). Anmerkung: Es geht hier um die Speicherformen von Fetten und Kohlenhydraten und nicht um das, was wir gerade gegessen haben, also um das Depotfett auf den Rippen und um die gespeicherten Kohlenhydrate in Muskulatur und Leber (Muskel- und Leberglykogen).

Ähnlich der «anaeroben Schwelle» bei der Sauerstoffversorgung gibt es auch bei dem Treibstoffgemisch eine Schwelle/Grenze, wo der Körper von primär Fettverbrennung auf hauptsächlich Kohlenhydratverbrennung «umschaltet». Diese Grenze stellt die «Fettschwelle» dar. Unterhalb dieser Schwelle benutzen wir *primär* Fette und oberhalb der Fettschwelle *primär* Kohlenhydrate als Treibstoff. Anmerkung: Die Eiweiße haben wir der Einfachheit halber in dieser Betrachtung vernachlässigt, da sie nur eine untergeordnete Rolle spielen.

Die Fettschwelle ist für die Grundlagenausdauer als Basis jeder Fitness von größter Bedeutung und weitaus wichtiger als die anaerobe Schwelle. Die Fettschwelle liegt von der Intensität her betrachtet bei jedem Menschen sehr viel niedriger als die anaerobe Schwelle.

Da beide Systeme, Sauerstoff und Treibstoff, parallel laufen, ergeben sich somit physiologisch gesehen drei Stoffwechsellagen, mit denen wir uns bewegen können:

■ ein unterer Bereich (Grundlagenausdauer GA1 oder auch «*aktiver Fettstoffwechsel*»), in dem primär Depotfette mit ausreichend Sauerstoff in der Muskulatur verbrannt werden,

■ ein mittlerer Bereich (Ausdauer GA2 oder auch «*verbesserte Fitness*»), in dem primär Kohlenhydrate mit ausreichend Sauerstoff verbrannt werden und

■ ein oberer Bereich (Spitzenbereich oder auch «*anaerobe Zone*»), in dem Kohlenhydrate unter Sauerstoffschuld vergärt werden.

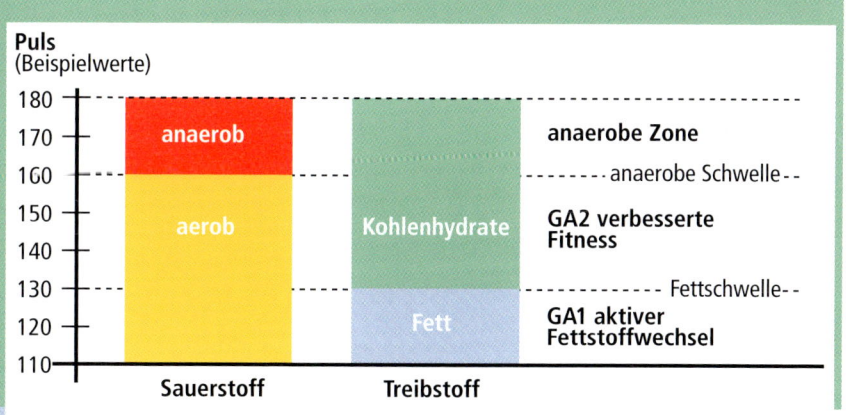

Anmerkung: In obiger Graphik sind aus Gründen der Transparenz bei der Säule Treibstoff die Bereiche «Fett» und «Kohlenhydrate» getrennt worden – natürlich wird im Bereich Puls 110–130 nicht nur Fett, sondern auch Kohlenhydrate und Eiweiß als Brennstoff genutzt. Der Hauptanteil sind eindeutig die Fette (hier = Depotfett!).

# Die Trainingsbereiche

Zur Verfügung steht unserem Körper die gesamte Bandbreite von unserem Ruhepuls (den niedrigsten Puls erreichen wir nachts im Tiefschlaf) bis hin zu unserer maximalen Herzfrequenz beim

Rennen ums Leben. (Nur zur Orientierung: Meine persönliche Bandbreite reicht von Ruhepuls 48 bis Maximalpuls von 182. Achtung! Ihre Pulswerte sind anders, und Sie müssen diese durch einen der später beschriebenen Tests ermitteln).

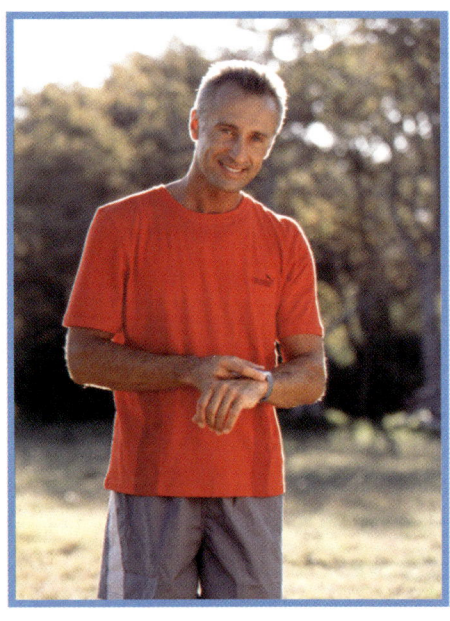

### Der Ruhebereich

Subjektives Empfinden: Ruhe, Alltagsaktivitäten

Sitzen, stehen und leichte Tätigkeiten laufen in den untersten Regionen unserer Herzfrequenz-Bandbreite ab. Unser heutiger bewegungsarmer Alltag verursacht in der Regel nur ein leichtes Ansteigen der Herzfrequenz. Von Fitness-Training kann hier kaum die Rede sein.

(Meine persönlichen Werte: 60 bis 95).

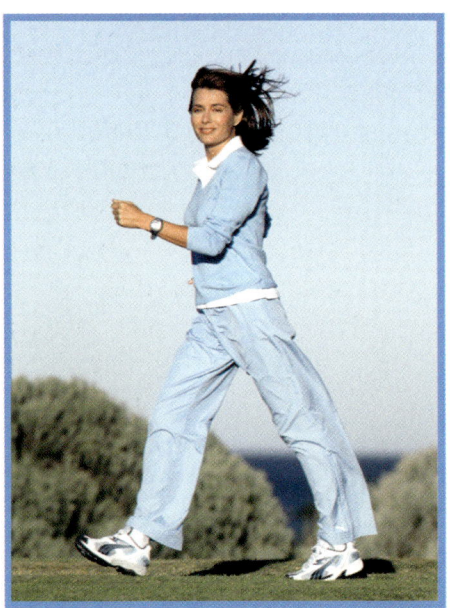

### Der Regenerationsbereich – «stabile Gesundheit»
(Tabelle S. 91 = blauer Bereich)

Subjektives Empfinden: «Das ist gemütlicher Spaziergang, so könnte ich tagelang unterwegs sein.»

Ebenfalls noch keine Belastung im Sinne eines «Trainingsreizes», um die Fitness effektiv zu fördern. Er ist dennoch interessant, um z. B. mit weniger ausdauerleistungsfähigen Personen ein gemeinsames Gesundheitstraining durchzuführen.

Wenn ich z. B. sonntags mit meiner

Frau einen längeren Spaziergang in flachem Gelände mache, befinde ich mich in diesem Bereich. Es ist sicher nicht so, dass diese Bewegung umsonst wäre und gar nichts bringt – im Gegenteil. Ich fühle mich hinterher wohl, ausgeglichen und leicht aktiviert. (Meine persönlichen Werte: 95 bis 110.)

### Der Grundlagenausdauerbereich (GA1) – «aktiver Fettstoffwechsel» (Tabelle S. 91 = gelber Bereich)

Subjektives Empfinden: «Das ist mir fast zu langsam, so könnte ich sicher 2–3 Stunden aushalten.»

Energieproduktion: aerobe Fettverbrennung

Diesen Bereich möchte ich ausführlicher behandeln, da es jener Trainingsbereich ist, der Ihnen gesundheitlich gesehen den größten Effekt bringt. Er stellt die ideale Balance zwischen nicht zu viel Energieabgabe und optimalem Trainingseffekt für die Organe des Körpers dar. Bewegung im Bereich des aktiven Fettstoffwechsels hat weitere äußerst positive Auswirkungen auf Körper und Geist:

■ Es ist die Intensität, bei der das Herz-Kreislauf-System am effektivsten stabilisiert wird. Nicht umsonst lässt man Patienten nach einem Herzinfarkt genau in diesem Bereich das Training zur Rehabilitation abwickeln.

■ In diesem Bereich wird bei regelmäßiger Bewegung Depotfett verbrannt, und zwar so viel, dass Sie nach einigen Wochen, gekoppelt mit entsprechenden Ernährungsmaßnahmen, wirklich eine Veränderung feststellen können. Je nach Ausgangslage (Körperfettanteil) kann dies für Ihre Fitness der entscheidende Faktor sein.

■ Ihr Herz-Kreislauf-System wird auf zukünftige Belastungen vorbereitet, es vermag Stresssituationen besser zu verkraften. In mehreren Studien wurde nachgewiesen, dass ein vorher untrainierter Körper nach einem mehrmonatigen Bewegungsprogramm in vergleichbaren Stresssituationen geringere Mengen Stresshormone ausschüttet.

■ Ihr Immunsystem wird gestärkt und stabilisiert.

■ Ihr «guter» Cholesterinanteil steigt, Ablagerungen in Ihrem Gefäßsystem werden abgebaut.

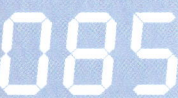

*Der wichtigste Effekt: mehr Ausdauer*

Bei aller Gesundheit sollten wir das Wichtigste für den Fitness-Einsteiger nicht vergessen: seine körperliche Leistungsfähigkeit nimmt langsam, aber stetig zu. Man muss also langsam, locker und lange trainieren (3-L-Training), um fitter zu werden. Man

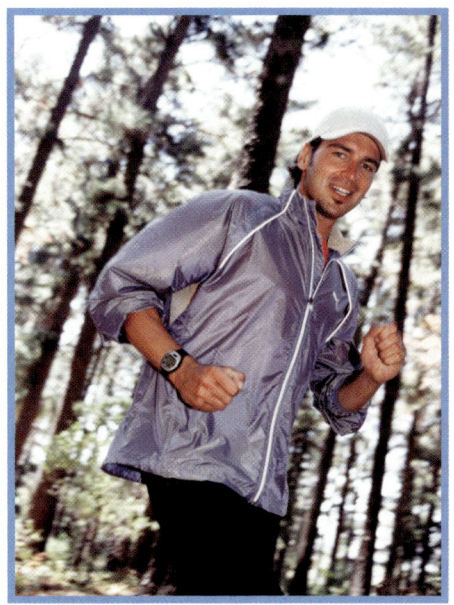

könnte den Effekt auch kurz so beschreiben: «Mehr Leistung bei gleicher Herzfrequenz».

Mit dem langsamen Training verbessert sich bereits nach einigen Wochen die Fähigkeit Ihres Körpers, aus dem Fettstoffwechsel Energie zu gewinnen. Pro Zeiteinheit steht Ihnen mehr Treibstoff in der Muskulatur zur Verfügung, und Sie können bei gleicher Herzfrequenz mehr Leistung erbringen – also z. B. bei gleicher Herzfrequenz schneller walken / joggen oder eine höhere Wattzahl auf dem Ergometer treten.

Leider machen die meisten Fitness-Einsteiger den gleichen Fehler: Das Training wird sofort leistungsbetont und intensiv gestaltet – der wichtige Schritt, zuerst die Grundlage zu bilden, wird quasi übersprungen. Oft wird dann das Training als mühsam und ermüdend und nicht als Quelle für eine gesteigerte Leistungsfähigkeit in Beruf und Alltag empfunden. Mit zunehmendem Alter wird realisiert: «Es geht nicht mehr so gut wie früher», und das eigentliche Leistungspotenzial kann mangels Grundlage gar nicht entfaltet werden – schade für die, die es nicht glauben, und gut für Sie, wenn Sie es ausprobieren.

(Meine persönlichen Werte: 110 bis 130).

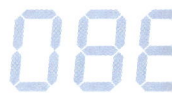

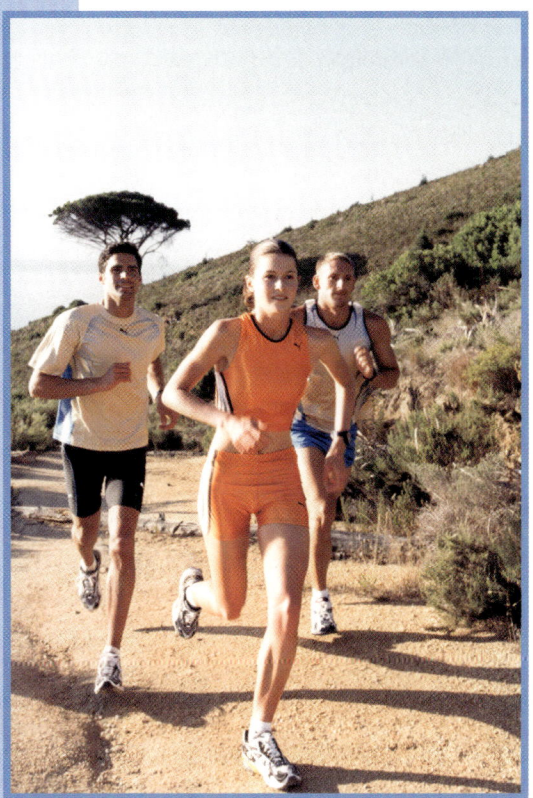

### Der Bereich «verbesserte Fitness (GA2) –
**(Tabelle S. 91 = grüner Bereich)**

Subjektives Empfinden: «Das ist mein Wohlfühltempo, so halte ich das etwa eine Stunde durch.»
Energieproduktion: aerobe Fett- und Kohlenhydratverbrennung
Während die Sauerstoffversorgung immer noch ausreichend ist, bedient sich der Körper als Treibstoff nun einer Mischform aus Fetten und Kohlenhydraten.
Wir sprechen auch vom so genannten «Noch-reden-können-Tempo». So läuft man z. B. beim Joggen nicht am Anschlag und kommt trotzdem einigermaßen zügig vorwärts. Ohne große Anstrengung werden Sie Ihre Herzfrequenz auf diese Drehzahl bringen können. Sie haben in diesem Bereich auch nicht das Gefühl, sich zu überlasten. Nach einem Training von etwa 40 bis 60 Minuten mit dieser Intensität hat man ein angenehmes Gefühl leichter Müdigkeit. Etwa eine halbe Stunde später hat man einen gesunden Appetit, da der Körper die entleerten Kohlenhydratspeicher wieder auffüllen möchte. Natürlich schaffen Sie sich zu den meist psychischen Belastungen des Arbeitstages einen physischen Ausgleich, aber um als Fitness-Anfänger die Ausdauer zu verbessern, ist die Intensität zu hoch, und der GA1-Bereich (aktiver Fettstoffwechsel) wäre zunächst die bessere Wahl. Für einen mittel bis gut ausdauertrainierten Fitness-Sportler ist ein GA2-Training (verbesserte Fitness) in Kombination mit dem GA1-Training hingegen zur weiteren Leistungssteigerung notwendig.
Sie sehen also: Es gibt nicht *einen* richtigen Trainingsbereich bzw.

*eine* richtige Herzfrequenz generell, sondern es geht um eine realistische Einschätzung – «Wo stehe ich jetzt?» – und um den geschickten Einsatz der verschiedenen Trainingsintensitäten. (Meine persönlichen Werte: 130 bis 150).

### Die anaerobe Zone (Tabelle S. 91 = roter Bereich)

Im Hinblick auf die primäre Zielgruppe des Buches wird dieser stark leistungsbetonte Trainingsbereich nicht näher behandelt. Es ist für die Zielgruppe auch nicht nötig, dort zu trainieren. Dennoch einige Anmerkungen, wenn mit diesen Intensitäten Sport getrieben wird und die Grundlagenausdauer instabil ist:

**Negative Auswirkungen von intensivem Training bei fehlender bzw. instabiler Ausdauerfähigkeit**

| | |
|---|---|
| Herzkreislauf | Durch zu intensive Belastungen können Erschöpfung, Kollaps, Schock etc. auftreten<br>Gerade bei Intensitätstraining steigt das Herzinfarktrisiko |
| Muskulatur (aktiver Bewegungsapparat) | Verletzungen (Risse, Zerrungen), aber auch Verkürzungen, Verhärtungen und Krämpfe werden durch hohe Trainingsintensität und mangelnde Regeneration verursacht |
| Knochen, Knorpel, Sehnen, Bänder | Ein Mangel an regenerativen Maßnahmen (Ruhetage, Dehnen, Massage, etc.) führt oft zu langwierigen Problemen |
| Psyche | Falsch angesetztes Training stellt einen weiteren Stressfaktor im Alltag dar, es kommt zu Frust und Demotivation |
| allg. Leistung | stagniert oder wird schlechter |
| Immunsystem | wird geschwächt bzw. destabilisiert |

Diese negativen Effekte sind das Resultat der zu hohen Intensität und mangelnden Basis an Ausdauer. Da einige von falschem Ehrgeiz getriebene Fitness-Sportler mindestens eines oder gleich mehrere der oben genannten Symptome aufweisen, trägt dies natürlich zum falschen Image des Fitness-Sportes generell bei. Obwohl Fitness und Sport der Gesellschaft enorme präventive Dienste leisten, finden die inaktiven Bewegungsmuffel so genügend Argumente, um für sich festzustellen, dass man doch besser nichts tut. Schliesslich möchte man sich ja nicht die Leiden zufügen wie der Bürokollege, der am Wochenende joggen oder ins Fitness-Center geht, um dann am Montag erschöpft im Bürostuhl zu hängen und von seinen Verletzungen zu klagen.

Wie sagt der Volksmund so treffend: «Sport ist Mord» – aber dies ist eben nur ein Teil der Wahrheit. Sie werden mit «So einfach ist Fitness» die für Sie gesunden Trainingsformen ohne Probleme umsetzen können.

# Ihre persönlichen Herzfrequenzen

### Jeder Mensch ein Unikat

Seit 14 Jahren messen wir täglich die Herzfrequenzen von mehreren Personen und haben von Ruheherzfrequenz 24 bis 108 und maximaler Herzfrequenz von 128 bis 232 so ziemlich alles erlebt. Flache Pulskurven, steile Pulskurven, Pulskurven, die langsam ansteigen, aber auf hohem Niveau verlaufen, Pulskurven, die sich lange auf sehr niedrigem Niveau halten und dann plötzlich «explodieren», und Pulskurven mit Ups and Downs wie die Börsenindizes. Auch Personen, deren Maximalherzfrequenz entgegen jeder Regel innerhalb von 10 Jahren um 15 Schläge gestiegen ist, haben wir beobachten können. Leider sieht man es einer Person nicht an, welches Verhalten das Herz-Kreislauf-System unter Belastung zeigen wird.

Beim Blick in den Spiegel wird deutlich, dass jeder Mensch ein Individuum ist – auch Sie sind einmalig! Daher gilt: Herz ist nicht gleich Herz, und Kreislauf ist nicht gleich Kreislauf.

Wir haben zwar alle eine Nase, zwei Augen, einen Mund usw., und dennoch finden wir unter Millionen von Menschen nicht einen, der gleich aussieht. Wenn dann noch Bewegung hinzukommt (z. B. das Gesicht mit Mimik), dann sind selbst eineiige Zwillinge sofort auseinander zu halten. Diese Tatsache trifft nicht nur auf unser Äußeres zu, sondern auch auf die Zellen im Inneren des Körpers. Wir sind zwar alle mit einem Herz, einer Lunge, mit Blutbahnen usw. ausgestattet, doch auch was diese Organe betrifft, ist jeder Mensch ein Unikat. Spätestens wenn wir uns dieses

System in Aktion betrachten, wird deutlich, wie groß hier die Unterschiede sein können.

Es gilt also: Sie haben Ihren Kreislauf – andere Personen haben ein anderes Herz-Kreislauf-Verhalten. Ein effektives und Zeit sparendes Fitness-Programm muss diese Individualität jedes Einzelnen berücksichtigen.

Daher unsere Maxime: **Messen und nach den Ergebnissen das Training beginnen.**

**Genereller Irrtum:** *«Ein niedriger Puls ist gut, fit und gesund.»*
Eine hohe Herzfrequenz ist noch nichts Schlechtes, eine niedrige Herzfrequenz ist noch nichts Gutes im Vergleich von Personen untereinander. Konkret: Wenn Sie mit Ihren Freunden unterwegs sind und bei gleichem Tempo eine höhere Herzfrequenz haben, heißt das noch lange nicht, dass Sie eine schlechtere Kondition haben. Es wäre sogar möglich, dass Sie sich mit Ihrer Herzfrequenz von 140 noch im Fettstoffwechselbereich bewegen und Ihr Trainingspartner mit seiner Herzfrequenz von 130 bereits im Kohlenhydratstoffwechsel. Entscheidend ist also der gesamte Herzfrequenzverlauf und in welcher Stoffwechsellage Sie sich gerade befinden.

Wenn Sie es hingegen schaffen, durch ein gezieltes Grundlagenausdauertraining **Ihre eigenen Herzfrequenzen** bei gleicher Belastung zu senken (siehe auch Treppen- und Ergometer-Test), dann haben wir es in der Tat mit einer «besseren» Ausdauer zu tun, und obige Aussage macht, vorausgesetzt, wir bleiben bei ein und derselben Person, wieder Sinn.

# Methoden zur Ermittlung Ihrer persönlichen Herzfrequenzen

«So einfach wird Fitness» nur, wenn Sie die Chance wahrnehmen, möglichst effektiv zu trainieren. Die Kenntnisse um den Stoffwechsel und die dazugehörenden Herzfrequenzwerte nicht zu nutzen hieße, wertvolle Trainingszeit zu vergeuden!

*Nach Gefühl?*

Es liegt in unserer Natur, auf die Signale des Körpers zu hören und diese zu deuten. Das eigene Körpergefühl zurate zu ziehen wäre eine Möglichkeit, gänzlich ohne Test und Herzfrequenzmessgerät auszukommen. Dabei geht es nicht nur um «schnell» oder «langsam», sondern es muss feiner unterschieden werden. Besonders dem Anfänger fehlt die Fähigkeit, durch das subjektive Empfinden die Trainingsintensität differenziert zu steuern.

Beim Training ist die Herzfrequenz der einzige kontinuierlich messbare Parameter, der ein sehr genaues Abbild unserer momentanen Fitness und ihrer Veränderung liefert – hören Sie auf Ihren Puls!

## Methode 1 – Nach Faustformel und Tabelle

Dies ist wohl die einfachste Art und Weise, gänzlich ohne Test auszukommen. Wie bereits erwähnt: Dabei gilt es zu beachten, dass diese Werte nur für einen Teil der Bevölkerung zutreffen. Es können deutliche Unterschiede auftreten.

Die Urmutter aller Faustformeln lautet:

220 – Alter = MHF (maximale Herzfrequenz (theoretisch))

Ausgehend von der theoretischen MHF, werden die verschiedenen Bereiche anteilig errechnet.

Eine erste grobe Orientierung ohne einen Test liefert folgende Tabelle:

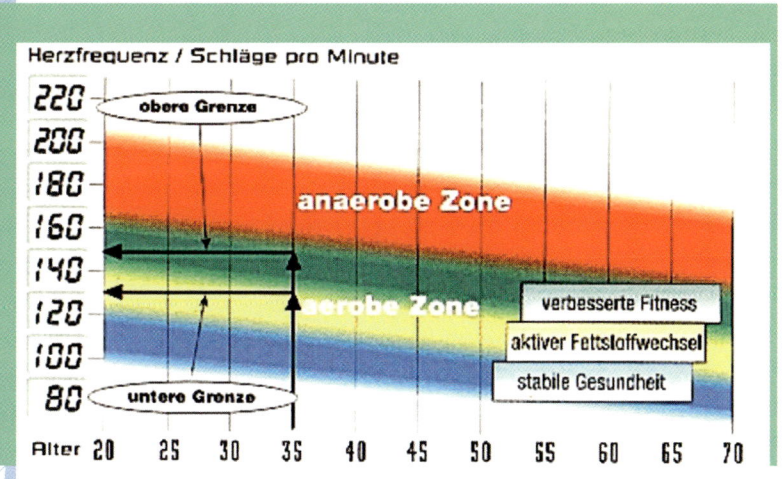

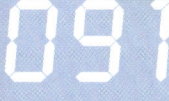

## Methode 2 – Der OwnZone®-Check
## mit der POLAR-M-Serie

Der OwnZone®-Check ist die einfachste und angenehmste Testmethode, da sie gänzlich alleine und ohne große Vorkenntnisse
durchzuführen ist. Da keine maximale Ausbelastung erforderlich
ist, eignet sich der OwnZone®-Check vor allem für Anfänger und
Einsteiger und für alle Breiten- und Freizeitsportler.
Während des Tests werden permanent die Herzfrequenz und die
Herzfrequenzvariabilität (= HRV, für «Heart Rate Variability»)
gemessen und ausgewertet. Das Ganze dauert maximal 10 Minuten und dient, durch die langsam ansteigende Belastung, gleichzeitig als ideale Aufwärmphase. Die Uhr signalisiert, wenn ausreichende Daten vorhanden sind und die OwnZone® ermittelt ist.

*Durchführung*
Der Ablauf ist denkbar einfach. Das dafür benötigte Herzfrequenzmessgerät (POLAR M-Serie) ermittelt die persönlichen Herzfrequenzwerte für Ihr Training während fünf verschiedener Belas-
tungsstufen von je zwei Minuten Dauer. Zuerst geben Sie Ihre persönlichen Daten wie Alter, Größe, Geschlecht und Gewicht in das
Herzfrequenzmessgerät ein.
Sie wählen eine flache Geh-/Laufstrecke und starten die Uhr.
■ Die ersten zwei Minuten gehen Sie mit langsamer Geschwin-
digkeit (langsames Schritttempo).
■ Die zweiten zwei Minuten gehen Sie mit normaler Geschwindigkeit (Wandertempo).
■ Die dritten zwei Minuten gehen Sie mit forschem Tempo (zügi-
ges Walking-Tempo).
■ Die vierten zwei Minuten joggen Sie mit langsamer Ge-
schwindigkeit.
■ Die letzten zwei Minuten joggen Sie im normalen Tempo
(Wohlfühltempo, evtl. sogar etwas schneller).

Die jeweilige Stufe wird Ihnen auf dem Display der Uhr angezeigt,
der Übergang zur nächsten, intensiveren Stufe erfolgt nahtlos
und wird Ihnen durch einen Ton signalisiert. Während der Stufen
sucht die Uhr nun einen bestimmten Referenzpunkt, der dann

Ihrer Trainingssteuerung dient. Die Uhr signalisiert das Finden des Referenzpunktes, der Test ist somit beendet. Dies kann bereits in der ersten, zweiten oder dritten Belastungsstufe der Fall sein.

*Exkurs Herzvariabilität (HRV, für «Heart Rate Variability»)*
Die HRV ist ein Maß für die unterschiedlichen Zeitabstände in Millisekunden der einzelnen Herzschläge voneinander. Unser Herz schlägt nicht ganz regelmäßig, d. h., die Zeitabstände bei z. B. Herzfrequenz 60 sind nicht exakt 1,0 Sekunden, wie sich rein rechnerisch ergibt (60 Schläge pro Minute = jede Sekunde ein Herzschlag), sondern ein paar Schläge erfolgen in etwas kürzerem Abstand zueinander, z. B. in 0,92 und 0,88 s, und ein paar Schläge erfolgen in etwas längerem Abstand zueinander, z. B. 1,02 und 1,08 s.

## Beispiel – große Variabilität (Spiel)
**Person ist relaxt & ausgeruht**

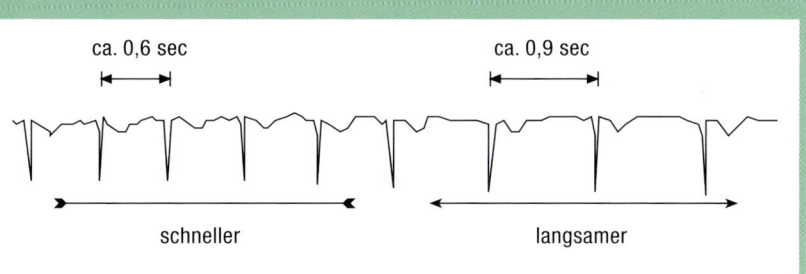

Dieses «Spiel» des Herzens wird Herzfrequenzvariabilität (HRV) genannt.

*Auswertung*
Je ausgeruhter Sie sind, umso größer ist das Spiel des Herzens. Beginnen Sie sich körperlich anzustrengen, nimmt das Spiel ab, und Ihr Herz schlägt immer regelmäßiger. Die Herzfrequenz-variabilität verschwindet, und das Herz schlägt beinahe gleich-mäßig, wenn die Belastung ungefähr 65 % der individuellen maxi-malen Herzfrequenz beträgt. Genau diesen Punkt sucht die Uhr. Sie ist so präzise, dass sie die wenigen Millisekunden Unterschie-de der Pulsschläge voneinander registriert.

Am Ende des Tests erscheint auf dem Display die Anzeige «OZV» sowie ein höherer und ein niedrigerer Pulswert – Ihre OwnZone®. Ihre persönlichen Werte können Sie nun analog den vorher besprochenen Trainingsbereichen interpretieren:

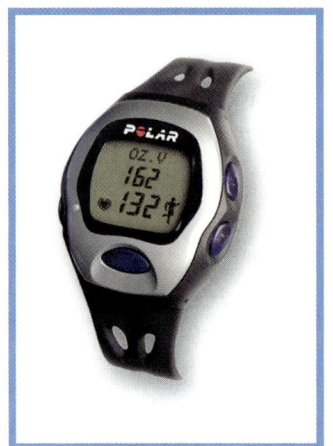

Für den Bereich «stabile Gesundheit» (Regenerationsbereich) nehmen Sie den unteren der angezeigten OwnZone®-Werte (siehe Abbildung = 132) und ziehen dann ca. 15 Schläge ab. Somit haben Sie den Bereich für Ihr Regenerationstraining definiert, hier in diesem Beispiel REG-Herzfrequenz = 117 bis 132 Schläge pro Minute.

Für den Bereich «aktiver Fettstoffwechsel» (GA1) nehmen Sie ebenfalls den unteren der angezeigten OwnZone®-Werte und zählen dann 20 Schläge dazu. Somit haben Sie den Bereich für Ihr GA1-Training definiert, hier in diesem Beispiel GA1-Herzfrequenz = 132 bis 152 Schläge pro Minute.

Für den Bereich «verbesserte Fitness» (GA2) nehmen Sie den oberen der angezeigten OwnZone®-Werte und gehen 10 Schläge nach unten. Somit haben Sie den Bereich für Ihr GA2-Training definiert, hier in diesem Beispiel GA2-Herzfrequenz = 152 bis 162 Schläge pro Minute. Anmerkung: Für obige Angaben zur Interpretation sollten die Modelle vom Typ M51/M52 bei OwnZone® auf «BASIC» gestellt werden, oder nutzen Sie zur Feinabstimmung für GA1 OwnZone® LOW und für GA2 OwnZone® HIGH. Die Modelle vom Typ M21/M22 kennen nur eine OwnZone® = BASIC, ein weiteres Einstellen entfällt.

*Material und Kosten*
Um den Test durchzuführen, benötigen Sie ein Herzfrequenzmessgerät von POLAR, Typ: M-Serie. Der Preis beträgt etwa € 130,–. Da Sie für ein effektives Ausdauertraining sowieso ein Herzfrequenzmessgerät benötigen, könnte man als Testkosten

die Preisdifferenz zu einem Standardmodell in Betracht ziehen, also etwa € 60,–. Die Investition lohnt sich auf jeden Fall, da Sie zu jedem Zeitpunkt den Test selbst durchführen können.

*Vorteile*

Der Test besticht durch die einfache «Do it yourself»-Philosophie. Man kann ihn überall und zu jeder Zeit und ohne fremde Hilfe durchführen, auch als absoluter Anfänger, und muss somit nicht gleich die Reise zu einem «Institut für Leistungsdiagnostik» antreten. Da bei diesem Test eine Ausbelastung bis an das Leistungsmaximum nicht nötig ist, bietet er sich für Untrainierte sowie Breiten- und Freizeitsportler geradezu an. Wir haben bei Fitness-Anfängern und Übergewichtigen mit diesem Test sehr gute Resultate erzielt. Die ermittelten Herzfrequenzwerte werden von den Testpersonen als niedrig empfunden, das daraus resultierende Training als angenehm und wenig ermüdend. Für den Einstieg in ein gesundes Ausdauertraining genau das Richtige.
Im deutschsprachigen Raum sind etliche Fitness-Center als Own-Zone®-Studios akkreditiert worden. Dort finden Sie bei Bedarf Hilfe und Informationen zum Testing nach OwnZone®. Auch werden spezielle Kurse und Fitness-Lektionen mit Training nach eigener Herzfrequenz angeboten. Informationen finden Sie im Serviceteil.
Ein weiterer großer Vorteil beim Einsatz eines Herzfrequenzmessgerätes der M-Serie ist der Bezug zu Ihrer individuellen Tagesform. So lässt sich der OwnZone®-Check mühelos zu Beginn eines jeden Trainings als Aufwärmphase durchführen. Ist der Körper eher gestresst oder leicht erschöpft, wird durch die geringere Herzvariabilität die OwnZone® niedriger ausfallen. Ist der Körper ausgeruht und voll leistungsfähig, wird die OwnZone® höher ausfallen, was auch Sinn macht, da wir uns dann ruhig etwas mehr «ins Zeug legen» können.

*Anmerkung*

Es ist nicht möglich, mit dieser Testmethode treffsichere Aussagen zu den hohen, leistungsbetonten Pulsbereichen (z. B. Entwicklungsbereich und anaerobe Schwelle) zu machen, die ohnehin für den Breiten- und Freizeitsport unerheblich sind. Die GA-Herzfrequenzen, die wohl für die meisten Leser interessantes «Neuland» sein dürften, lassen sich sehr gut festlegen.

## Methode 3 – Maximalherzfrequenz-Test

In Sportlerkreisen weit verbreitet ist die Ermittlung der maximalen Herzfrequenz, um dann ausgehend von der MHF (= maximale Herzfrequenz) die entsprechenden Trainingsbereiche zu bestimmen.

*Durchführung*
Nach etwa 20-minütigem Einlaufen wird ein Tempolauf auf einer flachen Strecke über etwa 1000 m mit abschließendem schnellstmöglichem Sprint durchgeführt. Unmittelbar danach messen Sie Ihre Herzfrequenz. (Danach Auslaufen und Dehnen nicht vergessen!) Für diesen Test ist ein Herzfrequenzmessgerät erforderlich, denn die MHF sinkt so rasch ab, dass eine «Handmessung» nur ungenau ausfällt.

*Auswertung*
Ausgehend von der maximal erreichten Herzfrequenz (MHF) werden die Trainingsbereiche wie folgt errechnet:

### Trainingsbereiche nach Maximalpuls-Test

| | |
|---|---|
| Anaerobe Zone (Tabelle S. 91 = roter Bereich) | = ca. 91 – 100 % der MHF |
| Bereich der anaeroben Schwelle | = ca. 81 – 90 % der MHF |
| Verbesserte Fitness (Tabelle S. 91 = grüner Bereich) | = ca. 71 – 80 % der MHF |
| Aktiver Fettstoffwechsel (Tabelle S. 91 = gelber Bereich) | = ca. 60 – 70 % der MHF |
| Stabile Gesundheit (Tabelle S. 91 = blauer Bereich) | = unter 60 % der MHF |

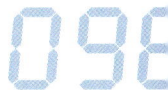

Der Test kann natürlich auch in anderen Sportarten wie z. B. Radfahren, Biken, Skaten, Schwimmen ausgeführt werden. Der Maximalpuls ist in den unterschiedlichen Sportarten auch unterschiedlich hoch, sodass Sie den Maximalpuls-Test auch in «Ihrer» Sportart durchführen sollten.

*Vorteile*
Außer einem Herzfrequenzmessgerät ist für den Test nichts weiter notwendig.

*Nachteile*
Die Bestimmung der MHF unterliegt einer gewissen Ungenauigkeit; so hätten Sie vielleicht noch etwas schneller laufen und die Herzfrequenz noch höher treiben können. Die MHF ist abhängig von Faktoren wie Tagesform, Tageszeit, Gesundheitszustand und Motivation. Erstaunlicherweise trifft dies für die Herzfrequenzen der unteren Leistungsbereiche viel weniger zu.

**Warnung!** Dieser Test sollte nur von gesunden und regelmäßig Trainierenden durchgeführt werden. Untrainierte und Einsteiger sollten andere Methoden (z.B. OwnZone®-Test) wählen, um die persönlichen Herzfrequenzen zu bestimmen, oder zuerst einen Check-up absolvieren.

## Andere Methoden
Im Bereich der Leistungsdiagnostik gibt es weitere Methoden, um die individuellen Herzfrequenzen und die Leistungsfähigkeit in den verschiedenen Stoffwechsellagen zu ermitteln:
- Conconi-Test
- Laktatstufentest
- Einzelne Laktatmessungen

Da diese Testmethoden in der Regel bis zur maximalen Erschöpfung der jeweiligen Testperson durchgeführt werden müssen, sind sie für Einsteiger kaum geeignet und sollten nie ohne ärztliche Aufsicht durchgeführt werden. Dies gilt auch für den oben beschriebenen Maximalpulstest.

# Meine Herzfrequenzen

Zu Ihrer Übersicht können Sie hier Ihre persönlichen Werte im zeitlichen Verlauf bzw. von mehreren Tests eintragen.

| Datum | | | |
|---|---|---|---|
| Verbesserte Fitness (GA2) | | | |
| Aktiver Fettstoffwechsel (GA1) | | | |
| OZV unterer Wert | | | |

# Das Herzfrequenzmessgerät

Ein paar Tipps zum Training mit dem Herzfrequenzmessgerät: Es gibt am Markt eine Vielzahl von Herzfrequenzmessgeräten. Die Funktionsweise ist immer die gleiche. Die Geräte bestehen aus einem Brustgurt mit integriertem Sender und einer Uhr mit dem dazugehörigen Empfänger. Der Gurt wird um den Brustkorb gelegt (knapp unterhalb der Brust). Über zwei Elektroden wird der elektrische Impuls vom Herz erfasst und drahtlos an die Uhr übermittelt. Die jeweils aktuelle Herzfrequenz wird im Display der Uhr angezeigt.

*Warnsignal für Ober- und Untergrenze*
Damit Sie nicht ständig auf die Uhr schauen müssen, sind die meisten Modelle mit einem akustischen Warnsignal ausgestattet. Sie können die Ober- und Untergrenze Ihres Zielbereiches einstellen und werden durch einen Piepston automatisch gewarnt, wenn Sie Ihren angestrebten Bereich verlassen. Bei den Modellen der M-Serie werden die ermittelten Ergebnisse Ihrer OwnZone® automatisch als Grenzen übernommen.

*Tipps zum Gebrauch*
Das drahtlose Übertragungsprinzip ist an sich störungsfrei, dennoch können Fehl- oder Falschmeldungen auftreten, insbesondere bei

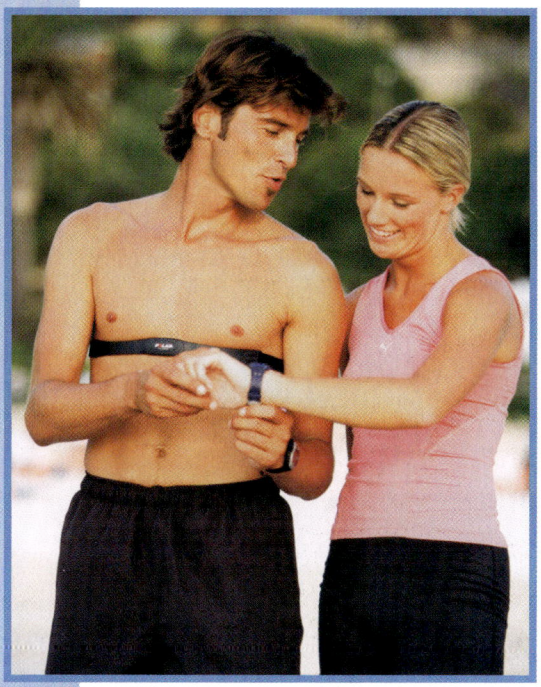

1. Hochspannungsleitungen
2. Bahnschienen
3. in der Gruppe, wenn mehrere Läufer mit Herzfrequenzmess-geräten eng zusammen laufen. Auch hier ist die Technik weiter fortgeschritten, so sind z. B. alle Modelle der POLAR M- und S-Serie mit codierten Sendern ausgestattet.

Die Fehl- bzw. Falschmeldungen sind leicht zu erkennen, es werden dann unsinnige Werte wie 240 oder 00 angezeigt.
Der Brustgurt sollte recht stramm sitzen, sodass er nicht bei jedem Schritt rutscht, aber auch nicht so eng, dass Sie «Beklemmungsgefühle» bekommen. Feuchten Sie die Flächen der beiden geriffelten Elektroden auf der Innenseite des Gurtes mit etwas Wasser oder Speichel an, um gleich zu Beginn des Trainings einen guten Kontakt zu haben.
Nun, da Sie Ihre persönlichen Herzfrequenzen kennen und wissen, wie Sie diese umsetzen können, geht es noch um die Fragen «Wie oft, wie lange, wie häufig?».

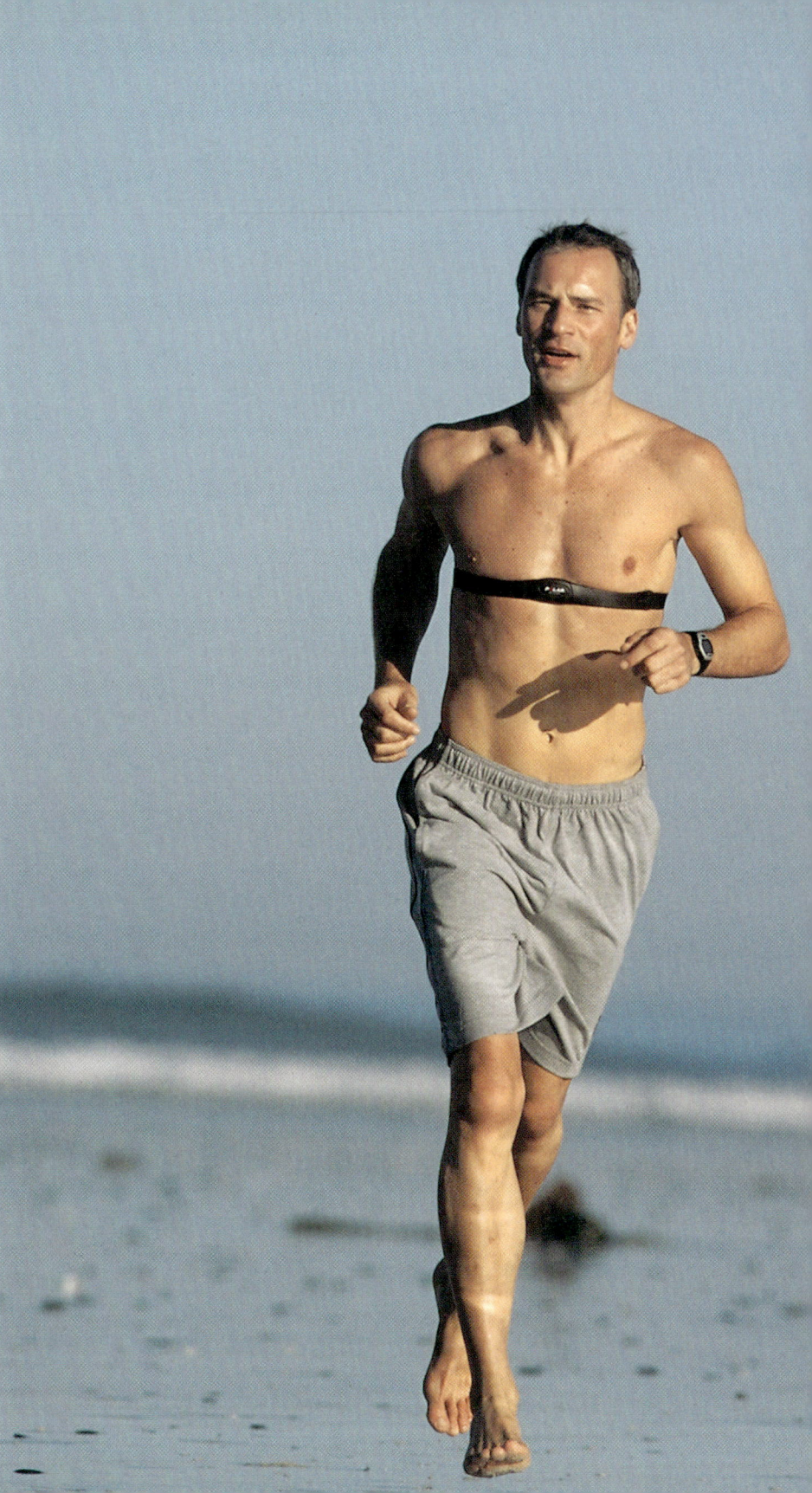

# Die wichtigsten Trainingsregeln und -programme

## Prinzip Trainingsreiz – Anpassung nutzen

Als Erstes gilt es zu verstehen, dass wir nicht während des eigentlichen Trainings *besser* oder *fitter* werden. Durch das Training, egal welcher Art, welcher Intensität und welcher Dauer, wird unser Körper immer erst einmal ermüdet! Selbst nach einem zweistündigen und sehr gemütlichen Spaziergang bin ich körperlich ermüdeter als vor Beginn – ich habe meinem Körper einen «Trainingsreiz» zugefügt.

Erst nach Beendigung reagiert der gesunde Körper auf den Trainingsreiz mit vielfältigen und komplexen Anpassungsvorgängen. Genau deswegen ist es so entscheidend, dem Körper die «Aufgabe» möglichst klar zu stellen. Wenn ich möchte, dass mein Körper lernt, mehr Energie aus dem Fettstoffwechsel zu gewinnen, dann muss ich auch ein Fettstoffwechseltraining durchführen. Wenn ich möchte, dass mein Körper lernt, den anaeroben Stoffwechsel ein paar Sekunden länger aufrechtzuerhalten, dann muss ich ihn auch anaerob, d. h. in der anaeroben Zone, belasten.

Machen Sie es so, wie Sie es selbst auch gerne haben: Sie möchten von Ihrem Chef klare Anweisungen, was Sie genau tun sollen – so möchte es auch Ihr Körper.

Wenn Sie es schaffen, die verschiedenen Stoffwechsellagen (GA1 und GA2) Ihres Körpers getrennt anzusprechen, haben Sie bereits einen Riesenschritt nach vorne gemacht.

- Trennen Sie also Ihr GA1- Training vom GA2-Training.
- Trainieren Sie in einem Training nur einen Herzfrequenzbereich, Ausnahmen: Warm-up- und Cool-down-Phasen.
- Seien Sie sich im Klaren, was Ihnen das jeweilige Training bringen soll.

# Sportarten und Herzfrequenzbereiche

Die folgenden Ausführungen zu den verschiedenen Trainingsmethoden habe ich nach dem Intensitäts- und Stoffwechselmodell vom vorigen Kapitel unterteilt. Die gemachten Angaben gelten generell für alle Kardiotrainings und andere Aktivitäten im Fitness-Center sowie für die gängigen Ausdauersportarten wie Wandern, Laufen, Joggen, Skaten, Biken, Radfahren, Rudern, Schwimmen, Langlauf usw.

Ihr *Ziel* bestimmt den Einsatz und die Wichtigkeit eines Ausdauertrainings:

Möchten Sie dauerhaft abnehmen, kommen Sie an einem moderaten Ausdauertraining nicht vorbei.

Möchten Sie Ihre Ausdauer für Alltag und Beruf erhöhen, gilt Gleiches.

Möchten Sie gesund bleiben oder gesünder werden, bietet Ihnen eine ausdauernde Bewegungsform den größten Nutzen.

Möchten Sie eine Spielsportart ausüben, z. B. Golf, Tennis oder Fußball, dann müssen Sie auf den Golf-, Tennis- bzw. Fußballplatz, um die Technik und die koordinativen Fähigkeiten zu erlernen. Mit einem begleitenden Ausdauertraining sorgen Sie dafür, dass Sie auch am letzten Loch, im dritten Satz bzw. in der zweiten Hälfte noch fit und voller Konzentration sind. Möchten Sie einen muskulösen Körper haben oder Ihre Rumpfmuskulatur stärken, dann müssen Sie sicher primär ein Krafttraining ausüben. Ein begleitendes Grundlagenausdauertraining sorgt dafür, dass Sie die Trainingsreize Ihres intensiven Krafttrainings vom Herz-Kreislauf-System her besser «verkraften».

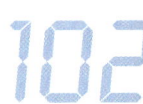

So ist ein Ausdauertraining für den Fitness-Einsteiger, egal ob im Fitness-Center oder in der freien Natur, zunächst das primäre Trainingsmittel, für einen Spielsportler dient es «nur» zur Unterstützung, ist also sekundär.

## Wie wird GA1 und GA2 richtig trainiert? Wie lange sollte das Training dauern?

Gehen wir der Reihe nach vor wie bei den Trainingsbereichen, das Regenerationstraining zuerst:

### Das Regenerationstraining – «stabile Gesundheit»
### (Tabelle S. 91 = blauer Bereich)
Der Einsteiger geht mit seiner Familie ein Stündchen spazieren. Die Natur und die Muße stehen im Vordergrund.
Ziel:  Regeneration des gesamten Organismus
Dauer:  Je nach Befinden und Ausdauerfähigkeit von einer halben bis gut einer Stunde

### Das Grundlagenausdauertraining (GA 1) –
### «aktiver Fettstoffwechsel» (Tabelle S. 91 = gelber Bereich)
Selbst auf die Gefahr hin, dass Sie es nicht mögen oder Ihnen bereits zu den Ohren herauskommt: Dies ist der von Freizeit- und ambitionierten Hobby- und Fitness-Sportlern der am meisten *vernachlässigte* Trainingsbereich und bietet kurioserweise die **meisten positiven Effekte**. In meinem Marathonbuch habe ich den Begriff «3-L-Training» geprägt – locker, leicht und lang. Diese Umschreibung trifft wie auch der fachlich richtige Begriff «Grundlagenausdauer» den Kern der Sache. Es geht um die *Grundlage* einer gesunden Fitness, und diese Grundlage muss jede(r)mann und -frau Stück für Stück aufbauen, den schnellen Weg zum durchschlagenden Erfolg gibt es da nicht. Genauso wenig wie bei den Finanzen: Zuerst sparen Sie mit kleinen Beträgen Ihre «Grundlage» an, dann wählen Sie entsprechend Ihrer Zielsetzung die geeigneten Finanzprodukte. Ohne ein stabiles Finanzfunda-

ment oder gar mit geliehenem Kapital kann das Spiel an der Börse recht riskant sein, mit einer stabilen Grundlage können Sie mit der nötigen Gelassenheit die Ups and Downs mitmachen.

Ziele: ■ Ökonomisierung des Herz-Kreislauf-Systems (bei gleicher Herzfrequenz werden Sie schneller)
■ Verbesserung der Stoffwechselfähigkeiten, insbesondere des Fettstoffwechsels. Sie können immer länger laufen, fahren und anderes … hmm.
Dauer: Mindestens 45 Minuten – in diesem Herzfrequenzbereich kann sich auch eine gänzlich untrainierte Person so lange bewegen, es ist dann halt sehr, sehr langsam.

*Warum bringt Ihnen ein kürzeres GA1-Training weniger?*
Bisher haben wir nur die Trainingsintensität betrachtet und mit dem Stoffwechselgeschehen und den Herzfrequenzwerten eine Momentaufnahme gemacht. Jetzt müssen wir noch die Zeitkomponente anschauen: Die Energiebereitstellung des Körpers aus den Depotfetten läuft leider nicht von der ersten Minute des Trainings, selbst wenn wir uns sehr diszipliniert im GA1-Bereich bewegen. Unser Körper braucht circa 20–25 Minuten, bis er statt der zuerst benutzten Kohlenhydrate primär auf Fette aus den Depots umsteigt. Daher sollte die Trainingsdauer wenigstens 45 Minuten betragen. Das Gleiche gilt auch für eine Ökonomisierung Ihres Herz-Kreislauf-Systems – ab und zu mal die Treppe zu nehmen statt den Lift hört sich zwar ganz gut an, aber signifikant fitter werden Sie dadurch nicht, es sei denn, Ihr Büro ist in der Spitze des Eiffelturms.

## Tipps für das GA1-Training
■ Bleiben Sie stur in Ihrem GA1-Herzfrequenzbereich; wenn Ihre Herzfrequenz höher wird, dann drosseln Sie das Tempo.
■ Lassen Sie sich nicht von der Gruppe im Fitness-Center oder im Freien von schnelleren Sportlern dazu animieren, Ihren GA1-Bereich zu verlassen.
■ Machen Sie sich frei von jedem Leistungsgedanken, achten Sie nicht darauf, wie fest Sie die Schraube am Spinningbike angezo-

## Trainingsdauer und Fettanteil

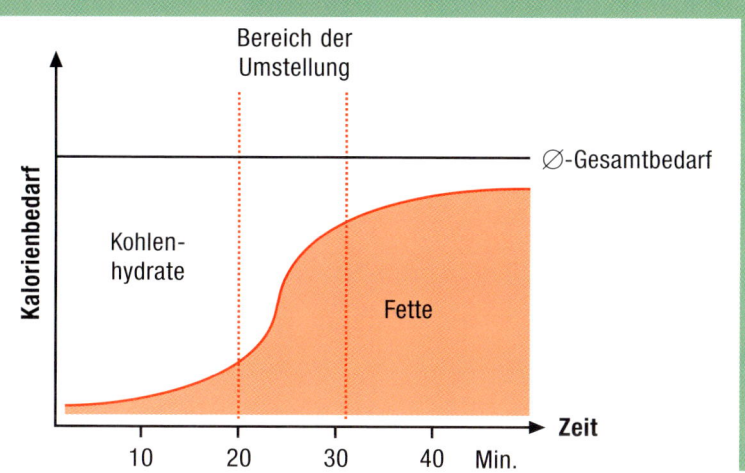

gen haben. Achten Sie auch nicht auf Ihren Kilometerschnitt beim Laufen oder Radeln (außer bei Ihren Tests natürlich). Ebenfalls ist die zurückgelegte Strecke unwichtig. Es geht darum, dass Sie Ihren «Motor» über eine festgelegte Zeitdauer konstant in einem festen «Drehzahlbereich» auf Touren halten.

■ Beim ersten Mal kommen Ihnen ganz natürlich Zweifel, ob ein solch gemütliches bzw. langsames Training überhaupt effektiv sein kann und zu einer Leistungssteigerung führt. Seien Sie beruhigt, es ist und führt!

■ Wenn Sie alles richtig gemacht haben, sollten Sie nach Ihrem Programm das Gefühl haben, es hätte Sie überhaupt nicht belastet und Sie könnten das gleiche Programm nochmal absolvieren. Fühlen Sie sich jedoch müde, schlapp und ausgelaugt, dann war die Intensität zu hoch.

■ Es ist unter Umständen ziemlich langweilig, «Stein für Stein» auf Ihr Fundament zu setzen. Nutzen Sie doch die Gelegenheit und lassen Sie Ihren Gedanken freien Lauf. Überlegen Sie sich neue Herausforderungen für Ihre anderen Lebensbereiche.

■ Im GA1-Bereich können Sie problemlos verschiedene Ausdauersportarten miteinander kombinieren – hier hat sich der Begriff «Crosstraining» etabliert. Dies lässt sich in einem Fitness-Center mit großzügigem Cardiobereich hervorragend umsetzen. Für einen ambitionierten Läufer ist es ab und zu ratsam, auch einmal auf dem Rad eine längere GA1-Einheit zu absolvieren. Wenn Sie möchten, können Sie auch in einer Einheit zwei Bewegungsformen miteinander kombinieren, so wird aus GA1-Rad von 45 Minuten und im direkten Anschluss GA1-Laufen von 30 Minuten eine GA1-Einheit von 75 Minuten. Das eigentliche Leistungstraining (GA2 und intensiver) sollte jedoch immer sportartspezifisch durchgeführt werden, d. h. in Ihrer Lieblingsdisziplin.

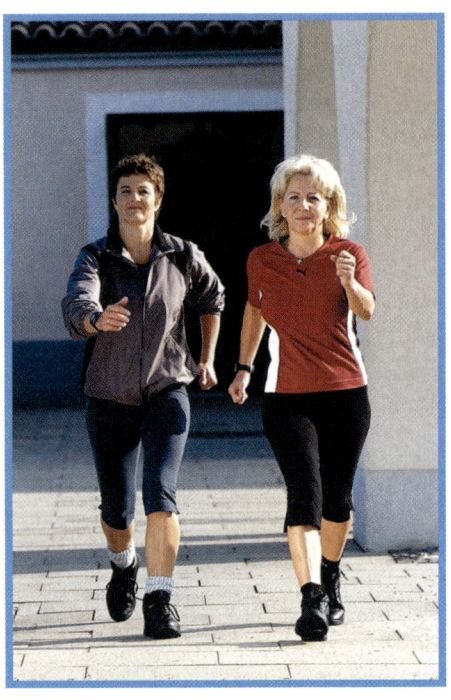

*Fitness auf zwei Beinen*
Laufen, Joggen, Walken oder Wandern besticht durch seine Einfachheit – jede/r kann es ohne große Schulung mit wenig Aufwand und vor allem überall tun. Die Natur ist das größte und vielfältigste Fitness-Center. Das Trainingsgerät, die Lauf- oder Wanderschuhe, nimmt nicht viel Platz in Anspruch, man kann es überall dabeihaben. In den langen Wintermonaten bietet ein Fitness-Center angenehme Atmosphäre und für Damen, die nicht bei Dunkelheit im Wald laufen möchten, entsprechenden Schutz. In der Gruppe bei geführten OwnZone®-Lektionen macht das Ganze nochmal so viel Spaß.

*Welche Gangart?*
Die Herzfrequenz bestimmt das Tempo und die mögliche Gangart! Grundsätzlich spielt es keine Rolle, wie Sie Ihren GA1-Bereich im Training erreichen. Für viele Anfänger und Wiedereinsteiger ist Joggen zunächst nicht möglich, da sich die Herzfrequenz selbst beim leichten «Traben» sofort über dem GA1-Bereich befindet. Somit ist zunächst zügiges Gehen bzw. Walking das geeignete Mittel, auf dem Laufband wie im Freien.

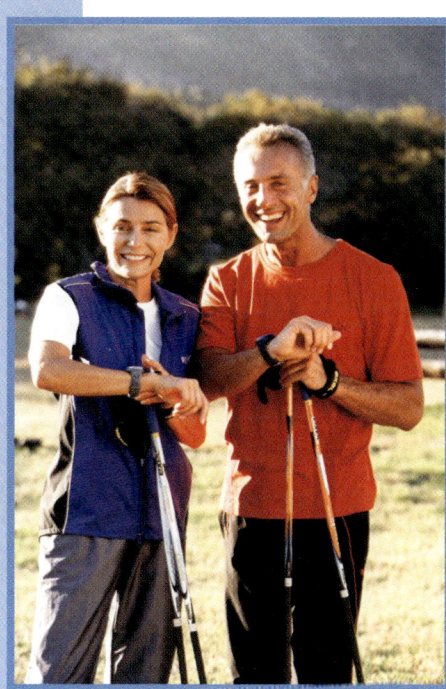 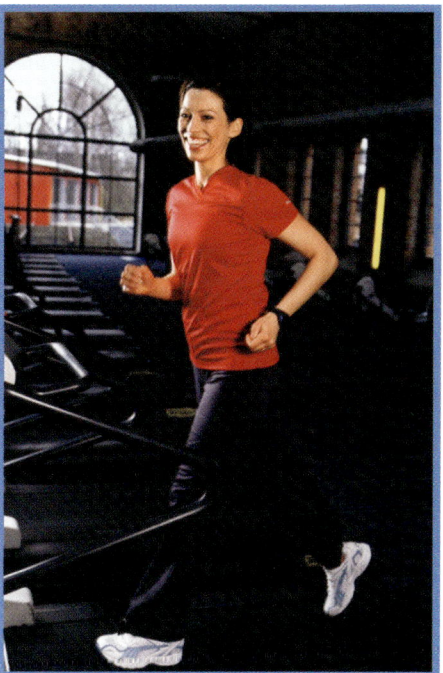

*Walking – und Ausreden werden Schall und Rauch*

Mit der einfachsten und am besten umsetzbaren Variante des langsamen und moderaten Ausdauertrainings werden auch die meisten Ausreden entkräftet:

- Jogging ist zu anstrengend!
- Schwimmen reizt die Schleimhäute!
- Radfahren ist zu gefährlich!
- Fitness-Center sind Mucki- und Schwitzbuden!

Möchten Sie auch etwas für den Oberkörper tun, dann nehmen Sie die Stöcke dazu, und schon sind Sie beim Nordic Walking. Anstelle des einfachen Armschwungs beim Walking wird die Armbewegung mit Wanderstöcken durchgeführt. So werden gezielt auch der Oberkörper und die Arme trainiert. Es mag vielleicht etwas belustigend aussehen, mit «Skistöcken» durch den Wald zu laufen, aber es stellt ein äußerst effektives Ganzkörpertraining dar. Im Fitness-Center bietet sich der Crosstrainer an, ein exzellentes Trainingsgerät für Ober- und Unterkörper.

*Wandern – für Langzeitausdauer*

Speziell längere Wanderungen haben extrem positive Auswirkungen auf die Ausdauer und die Gesundheit, selbst wenn die Intensität an der Untergrenze des GA1-Bereiches liegt. In unserer langjährigen Arbeit sind wir immer wieder auf folgendes Phänomen gestoßen: Personen, die im hohen Alter (über 70 Jahre) noch über eine außerordentliche Fitness verfügten, gaben an, früher nie oder nur sporadisch Sport getrieben zu haben, aber sie seien immer regelmäßig gewandert.

Bei meinem Training zu einem 7-Tage-Triathlon rund um die Schweiz wurde ich nach etwa 15 km kurz vor einer Passhöhe auf 2350 Metern von einem älteren Mann mit zügigem Laufschritt überholt. Ich konnte das Tempo nicht mithalten, obwohl ich in Topform für die beginnende Triathlonsaison war. Auf der Passhöhe oben angelangt, setzte ich mich zu meinem pausierenden «Bezwinger» und fragte ihn, wie er sich seine außergewöhnliche Fitness erkläre. Er entgegnete mir: «Junger Mann, ich gehe zwei- bis dreimal pro Woche hier hoch, und das schon seit Jahren.» Ich schätzte sein Alter auf etwa 60 Jahre und lag damit, wie ich später erfuhr, um 12 Jahre daneben. Ich, als Rekordhalter auf der doppelten Ironman-Distanz, wurde also von einem 72-Jährigen einfach so überholt. Mir kamen nach diesem Erlebnis so einige Selbstzweifel über meine Kondition, und ich machte wohl das einzig Richtige: Der ältere Bergläufer ist heute für mich das Vorbild und eine enorme Motivation, um eine vergleichbare Fitness im hohen Alter zu erreichen.

## Das GA2-Training «verbesserte Fitness» –
### (Tabelle S. 91 = grüner Bereich)

Bei dieser Trainingsform zielen wir nicht primär auf das Herz-Kreislauf-System, den Fettstoffwechsel und deren Fähigkeiten ab, sondern hauptsächlich auf die Muskulatur. Die Einheiten sind kürzer, aber dafür intensiver. Hier sollte man nach dem Training schon das Gefühl einer mäßigen muskulären Anstrengung verspüren. Damit die Muskulatur gezielt angesprochen werden kann, empfehlen sich wechselnde Intensitäten. Nach einer Aufwärmphase im GA1-Bereich folgt der Intensitätsteil mit wechselnder

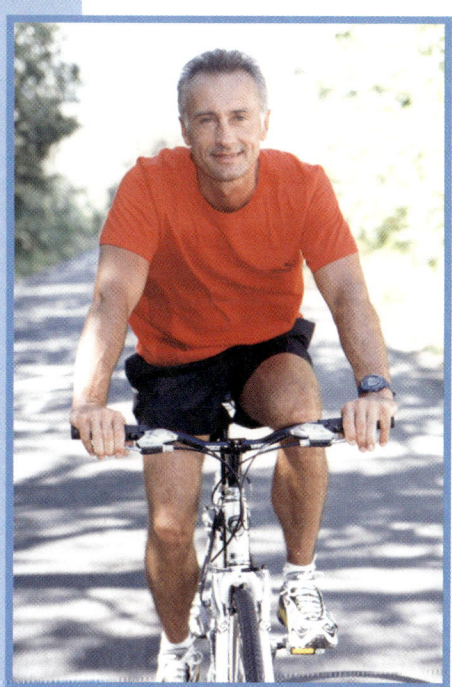
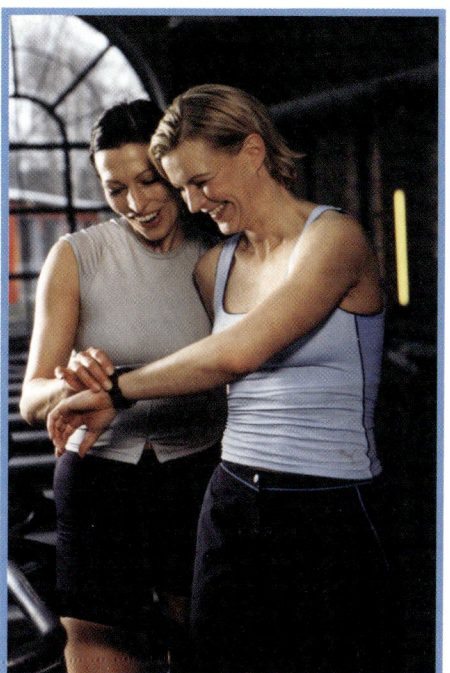

Belastung. Die Betonung liegt nicht auf der Geschwindigkeit, sondern in der Anstrengung der Muskulatur. Geführte OwnZone®-Lektionen auf dem Spinningbike sind geradezu ideal. Die Herzfrequenz wird abwechselnd vom GA1-Bereich bis zur Obergrenze des ermittelten GA2-Bereiches gebracht. Beim Radfahren wird ein Gang größer gefahren als normal, dafür die Trittfrequenz etwas niedriger gehalten. Die «Bergab-Partien» werden zur kurzfristigen Erholung genutzt. Die Herzfrequenz geht dann wieder in den GA1-Bereich zurück, teils sogar noch darunter. Nach dem Hauptteil folgt eine Cool-down-Phase im GA1-Bereich, gefolgt von einem Stretching-Programm. Beim Laufen auf dem Laufband werden der Steigungswinkel und die Geschwindigkeit variiert. In der freien Natur kann ein leicht welliges Gelände für die nötigen Wechsel der Intensität sorgen.

Ziele: Fähigkeiten der lokalen Arbeitsmuskulatur erhöhen, um eine ausdauernde Leistung zu erbringen.

Dauer: Die Dauer für den Intensitätsteil pro Einheit liegt zwischen 30 und 50 Minuten beim Laufen und 50 und 120 Minuten beim Radfahren. So ergibt sich:

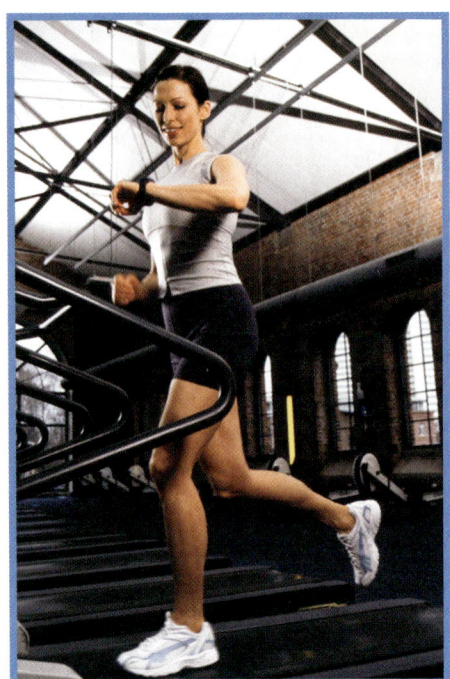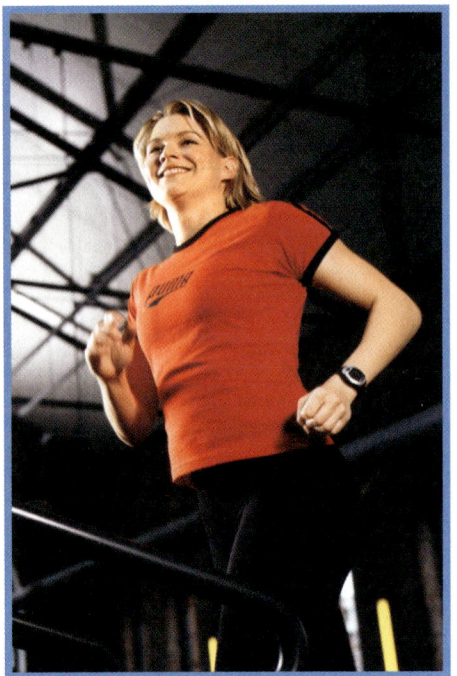

*Warm-up-Phase:* 15 Minuten aufwärmen im GA1-Bereich
*Haupt- bzw. Intensitätsteil:* z. B. 50 Minuten im welligen bis hügeligen Gelände mit wechselnder Herzfrequenz, bergan oberer GA2-Bereich, bergab bis in den GA1-Bereich
*Cool-down-Phase:* 10 Minuten sehr locker im GA1-Bereich
Anschließend Stretching-Programm

### Das Verhältnis GA1 zu GA2

Grundsätzlich ist die 80/20-Regel keine schlechte Richtgröße, d. h., es wird 80 % der Gesamtwochenzeit im GA1-Bereich und 20 % im GA2-Bereich trainiert. Von dieser Regel gilt es natürlich abzuweichen:
Als Einsteiger sollten Sie sich zunächst nur im GA1-Bereich tummeln; wenn Sie bereits über etwas Ausdauer verfügen (z. B. Spinning oder Joggen ohne Probleme), dann können Sie auch GA2-Trainings in Ihren Wochenrhythmus einbauen.

### Indoor

Jedes Training lässt sich auch hervorragend auf einem Laufband, Ergometer oder auf dem Spinningbike absolvieren. Um ein effektives Training durchzuführen, ist ebenfalls die Minimumdauer von 45 Minuten notwendig. Wie in freier Natur können Sie auch «Indoor»-Laufen und -Rad oder -Rudern beliebig miteinander kombinieren, also ein Crosstraining durchführen.

So sind z. B. 45 Minuten auf dem Stepper und 45 Minuten auf dem Ergometer ein gutes 90-minütiges Herz-Kreislauf-Training, wenn beides ohne Pause und innerhalb des GA1-Bereiches absolviert wird.

## Wie häufig sollte ich trainieren?

Vor mehr als 200 Jahren war zu lesen:

*«Ich halte es daher für eine unumgängliche Bedingung zum langen Leben, sich täglich wenigstens eine Stunde Bewegung im Freien zu machen.»*
Christian W. Hufeland, Die Kunst, das menschliche Leben zu verlängern, Jena 1796.

Dies wäre sicher auch heute noch erstrebenswert, wobei dies einen Aufwand von sieben Stunden pro Woche bedeuten würde, und das ist für die meisten Personen mit Engagement in Familie und Job als unrealistisch zu betrachten. Auch wissen wir heute aus der gängigen Trainingslehre, dass ein täglicher gleicher Trainingsreiz nicht sinnvoll ist, denn man braucht auch Regenerationszeiten. Die nötige Anzahl an Trainingseinheiten ergibt sich aus dem gewünschten Ziel und Ihrer individuellen Ausgangslage. Aus der Trainingswissenschaft ist bekannt, dass die gewünschten Anpassungseffekte nach einigen Tagen ohne den nächsten Trainingsreiz wieder abklingen. Daher ist eine Einheit pro Woche zu wenig. Sie würden quasi jedes Mal wieder von vorne anfangen! Wenn Sie kein anderes Sport- oder Bewegungsprogramm durchführen und die Steigerung Ihrer allgemeinen Fitness zum Ziel haben, dann gilt:

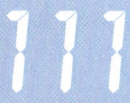

## Beispiel 1 –
**Hobbyfußballer mit zwei zusätzlichen GA1-Trainingseinheiten**

| | |
|---|---|
| Montag | |
| **Dienstag** | **GA1-Lauftraining 45 Minuten** |
| Mittwoch | |
| Donnerstag | |
| Freitag | |
| **Samstag** | **Fußballmatch oder Training** |
| Sonntag | GA1-Lauftraining 60 Minuten |

## Beispiel 2 –
**Gesunde Einsteigerin mit Ziel Körperfettreduktion, 4 Trainings**

| | |
|---|---|
| Montag | |
| **Dienstag** | **GA2-OwnZone®-Aerobic** im Fitness-Center (Move OwnZone®) |
| Mittwoch | **GA1-Walking 50 Minuten** |
| Donnerstag | |
| Freitag | |
| **Samstag** | **GA1-Laufband 60 Minuten** im Fitness-Center |
| Sonntag | GA1-Radfahren 90 Minuten |

## Zwei bis drei Trainings pro Woche sind das Minimum.

Bei geringem Leistungsstand und bei Einsteigern sollten alle Trainings im GA1-Bereich stattfinden, fitte Personen können zwei GA1- und ein GA2-Training pro Woche absolvieren.

Als Spielsportler (Tennis, Badminton, Fußball u. a.) ist zur Verbesserung der Ausdauer ein GA1-Training pro Woche zu dem eigentlichen Spieltraining das absolute Minimum. Investieren Sie eine weitere Einheit pro Woche, dann können Sie sehr schnell eine Steigerung Ihrer Ausdauer realisieren und schnell Fortschritte machen.

Natürlich können Sie auch mehr machen. Sollten Sie sich sehr viel bewegen wollen, dann empfehlen wir Ihnen auf jeden Fall zwei Ruhetage, an denen Sie entspannen, dehnen und sich pflegen.

So, und jetzt sind Sie dran – planen Sie jetzt Ihre erste Trainings-
woche mit «So einfach ist Fitness»:

### Ihr Beispiel –
**«Damit ich mein Ziel erreiche, werde ich diese Woche wie folgt trainieren:»**

| | |
|---|---|
| Montag | |
| Dienstag | |
| Mittwoch | |
| Donnerstag | |
| Freitag | |
| Samstag | |
| Sonntag | |

Übertragen Sie die Bewegungseinheiten am besten gleich für die
nächsten vier Wochen in Ihren Kalender. Ihre Fitness muss reserviert werden wie alle anderen Termine auch – Ihrer Gesundheit
zuliebe!

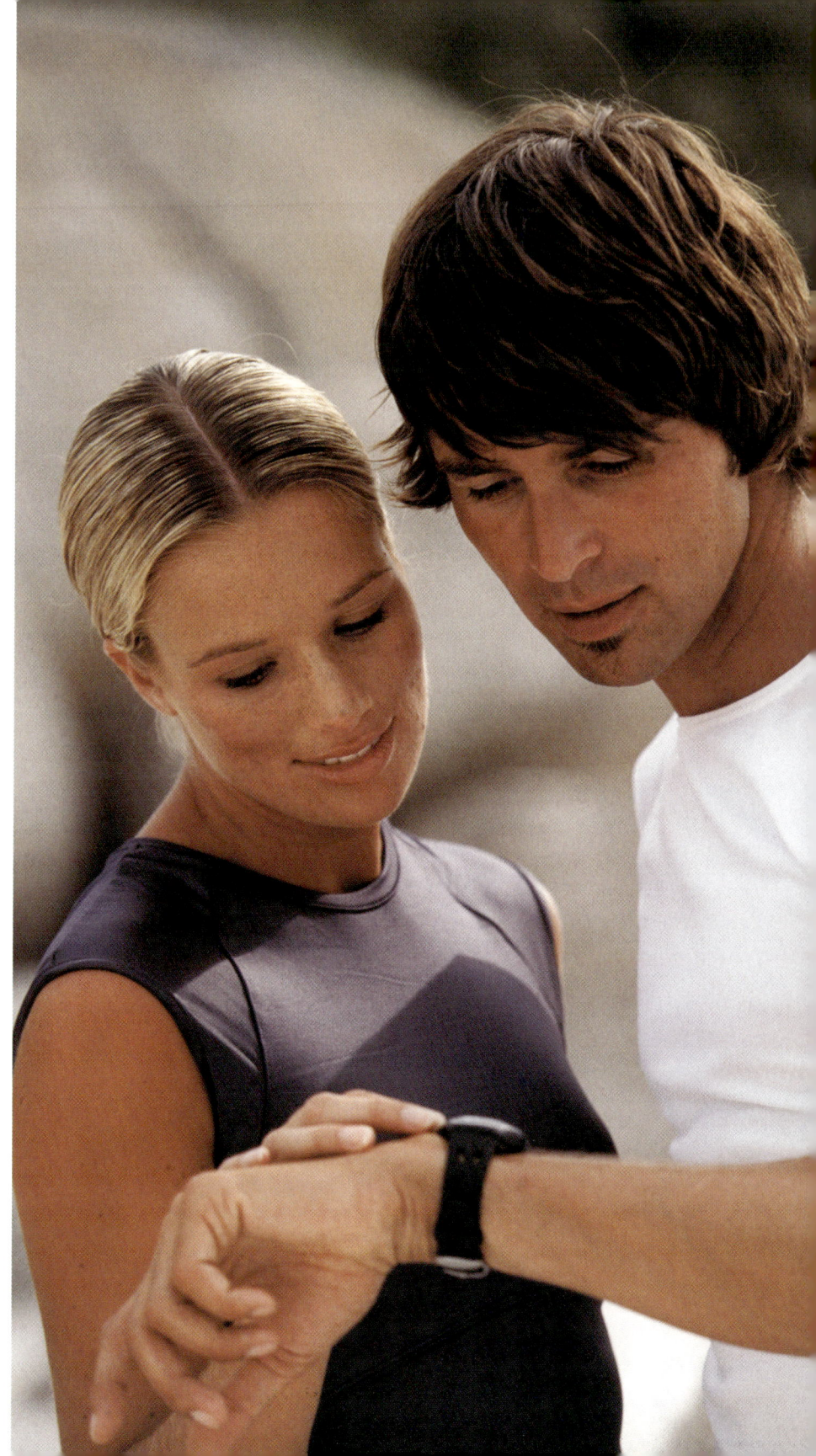

# Regeneration

Im Alltag unserer modernen Leistungsgesellschaft wird das Prinzip von Anspannung & Entspannung gänzlich missachtet, dem Körper werden täglich neue Reize zugemutet, ohne dass er die Gelegenheit hat, diese auch zu verarbeiten. Treiben Sie als Berufstätiger Sport, dann schaffen Sie zu den meist psychischen Reizen eines Arbeitstages einen physischen Ausgleich, aber in dem Moment, wo Sie Ihr Training intensiv ausführen, stellt es eben noch einen zusätzlich Reiz dar – man spricht ja auch von einem Trainingsreiz.

Erst nach Beendigung reagiert der gesunde Körper auf den Trainingsreiz mit vielfältigen und komplexen Anpassungsvorgängen:

## Phasen der Regeneration

| Phase | Dauer nach Beendigung des Trainings | Prozesse |
|---|---|---|
| frühe Phase | bis 6 Stunden | Abnahme von Herzfrequenz<br>Abbau von Laktat (bei intensiveren Belastungen) |
| späte Phase | 6–36 Stunden | Regeneration von Binde- und Stützgewebe<br>Auffüllen von Muskel- und Leberglykogen<br>Ausgleich verlorener Salze (Natrium, Kalium) |
| Phase der Superkompensation | 2–5 Tage | Ausgleich verlorener Muskelenzyme<br>Ausgleich verlorener Elektrolyte (Magnesium, Eisen)<br>Superkompensation der Glykogenspeicher<br>Neuaufbau von Struktureiweiß |

Der Körper ist bestrebt, das vor dem Training bestehende körperliche Gleichgewicht wiederherzustellen, sich zu regenerieren. Wie kommt dann überhaupt eine Leistungssteigerung zustande?

Unser Körper strebt mit seinem «Anpassungsprogramm» nicht nur den Normalzustand (Zustand vor dem Training) an, sondern besitzt die wunderbare Gabe, sich **über** das nötige Maß hinaus zu regenerieren. Er baut sozusagen für zukünftige, noch höhere oder längere Belastungen vor. Er sagt sich quasi: «Heute wurde ich mit 40 Minuten auf dem Laufband beansprucht, morgen könnten es vielleicht mehr werden.» Diese «Vorsorge-Maßnahme» unseres Körpers wird in der Trainingslehre als **Superkompensation** bezeichnet. Ohne diese Eigenart unseres Körpers käme gar kein leistungssteigernder Effekt zustande, und ein Training wäre umsonst.

## Superkompensation

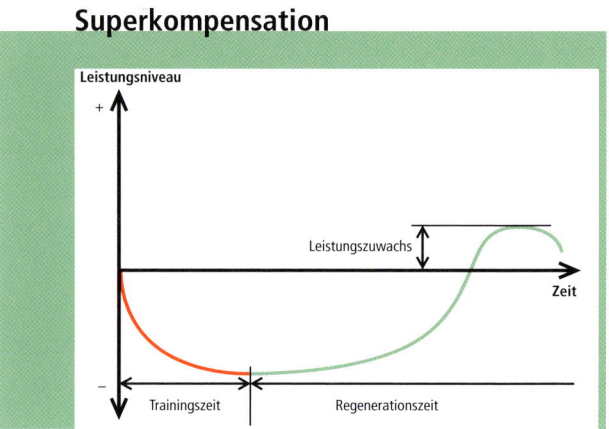

Die Formel für Ihren Fitness-Erfolg lautet: **Training + Regeneration = Leistungssteigerung**. Je besser das Prinzip von Anspannung & Entspannung ausgenutzt wird, umso größer sind die Leistungssteigerungen.

# Tipps zu Erholung und Regeneration

### Der Ruhepuls

Eine der Auswirkungen des Bewegungstrainings, die mögliche Senkung des Ruhepulses, habe ich bereits angedeutet. Sollte nach mehreren Monaten regelmäßigen Trainings bei Ihnen ein solcher Effekt eintreten, d. h., im Ruhezustand macht Ihr Herz jetzt weniger Schläge pro Minute, dann haben Sie den effektiven Beweis, dass Ihr Training zu einer der gewünschten Veränderungen (hier Ökonomisierung des Herz-Kreislauf-Systems) im Körper geführt hat.

### Senkung des Ruhepulses

Man muss etwas Geduld mitbringen, da die Anpassung mehrere Monate dauert. Bei mir senkte sich der Ruhepuls als vorher völlig Untrainierter nach 15 Monaten GA1-Training von 68 auf 55 Schläge pro Minute. Auch setzt sich dieses Spiel nicht beliebig nach unten fort. Wenn man ein bestimmtes Plateau erreicht hat, wird sich der Ruhepuls dort einpendeln.

Wenn Sie bereits über eine ausgeprägte Grundlagenausdauer verfügen (entweder über Ihre genetische Veranlagung oder weil Sie sich diese unbewusst z. B. durch lange Wanderungen angeeignet haben), dann kann es sein, dass keine bzw. nur eine geringe Veränderung eintritt.

### Wie geht es mir?

Doch der Ruhepuls sagt noch mehr aus. Die morgendliche Kontrolle des Ruhepulses ist ein Indikator für den Zustand unseres Organismus. Nachdem der Schock vom Klingeln des Weckers verdaut ist, misst man noch in der Horizontalen liegend die Herzfrequenz. Aber bitte EKG-genau mit Ihrem Herzfrequenzmessgerät. Dazu legt man den Gurt an die Brust, schaltet die Uhr ein und liest die Herzfrequenz ab. Der gemessene Wert wird im Trainingsprotokoll oder in einer Liste notiert (siehe auch Wohlfühlprotokoll im Kapitel Fitness-Tests). Nach einigen Wochen kennt man seinen durchschnittlichen Ruhepuls.

Abweichungen von 3 bis 4 Schlägen vom durchschnittlichen Ruhepuls sind als normal zu bezeichnen. Weicht der Ruhepuls jedoch um 8 und mehr Schläge ab, kann dies folgende Gründe haben:

1. Man hat am Vorabend «zu tief ins Glas» geschaut.
2. Der Körper arbeitet an einem Infekt (z. B. Grippe).
3. Der/die Trainingsreiz/e der Vortage sind noch nicht verdaut.

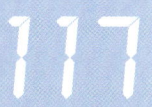

Wichtig ist es jetzt, nicht einfach unkontrolliert mit seinem Training weiterzumachen, sondern so lange auszusetzen, bis der Ruhepuls wieder seinen Normalwert erreicht hat. Wenn der Körper z. B. durch das Bekämpfen eines grippalen Infektes geschwächt ist, sollten wir ihn nicht noch zusätzlich durch einen Trainingsreiz belasten. Da sich als Erstes der Ruhepuls erhöht – er ist quasi ein Frühindikator für Krankheiten –, kann es sein, dass Sie sich sonst pudelwohl fühlen. Warten Sie trotzdem ab, bis die Situation «geklärt» ist.

Die Messung des Ruhepulses ist ein sehr sinnvolles Instrument, um zusätzlich zu dem eigenen Körperempfinden ein «Feedback» des Körpers zu erhalten.

# Maßnahmen zur Regeneration

Sicher wissen Sie selbst am besten, wie Sie sich ausruhen und erholen können, der Mann mag das Bier, die Frau vielleicht den Sex …

Spaß beiseite – zwei, drei Denkanstöße möchte ich Ihnen zu diesem wichtigen Thema geben. Regeneration fängt **vor** dem Training an:

*Trainieren Sie nur, wenn Sie Lust und Zeit haben!*
Das mag vielleicht etwas komisch klingen, aber hier geht es um die Trainingsqualität. Bei «So einfach ist Fitness» kommt Qualität definitiv vor Quantität.

Ein Training, das Sie in Hektik und mit schlechtem Gewissen wegen anderer Prioritäten durchführen, können Sie auch gleich wieder vergessen. Es bringt Ihnen nichts, wenn das Training für Sie einen weiteren Stressfaktor darstellt. Entweder Sie reservieren sich die Zeit, und dann ist sie eben auch reserviert, oder Sie lassen es lieber.

*Trainieren Sie nur intensiv, wenn Sie ausgeruht sind*
Bei GA2-Einheiten gilt: Gehen Sie nur ausgeruht an den Start. Wenn Sie müde, ausgelaugt oder erschöpft sind, kann Ihr Körper

einen intensiven Trainingsreiz nicht in eine Leistungssteigerung umsetzen, weil ihm schlicht und ergreifend die Energie fehlt. Weichen Sie aus auf ein Regenerationstraining, welches Sie jederzeit durchführen können.

*Wenn Sie «schlapp» sind, machen Sie ein Regenerationstraining*
Wer kennt es nicht: Der Arbeitstag hat einen wieder mal geschafft. Eigentlich weiß man nicht, wohin die Energie geflossen ist, aber meistens reichen zwei, drei kleine Stresssituationen, die einem förmlich die Energie aus dem Körper saugen. Abends geht dann nichts mehr außer Couch und Chips oder Schokolade. Selbst wenn Sie noch so schlapp und kaputt sind, ein kurzer Lauf oder ein zügiges Gehen im REG-Bereich geht immer. Nach etwa 10 Minuten an der frischen Luft ist die Schlappheit verflogen, nach weiteren 10 Minuten ist das Tagesgeschehen verarbeitet, und in der restlichen Zeit wird bereits Energie getankt. Nutzen Sie die Energietankstelle – sie kostet nichts!
Selbst wenn Sie mit einer Grippe daniederliegen, wirkt ein kurzer Spaziergang im REG-Bereich oft Wunder – eine Stunde GA1 wäre da übertrieben.

# Regeneration nach dem Training

Nach dem Training gilt: Je intensiver das Training, desto wichtiger die Regeneration!
Nach einem REG-Training und nach einem GA1-Training müssen Sie sich nicht allzu viel Gedanken um die Regeneration machen. Nach einem GA2-Training sind sofortige regenerative Maßnahmen angesagt:

*Cool-down und Stretching*
Jede Trainingseinheit sollte am Schluss eine Cool-down-Phase enthalten. Die Intensität wird verringert, um die Einheit langsam ausklingen zu lassen. Sie können dies beim Joggen z. B. durch Gehen auf den letzten 200 – 300 Metern machen. Anschließend erfolgt ein Stretching-Programm, bei dem die beanspruchten

119

Muskelgruppen gedehnt werden. Als absolutes Minimum lege ich Ihnen den Minimal-Stretch ans Herz, Pardon, an die Muskeln:

*Minimal-Stretch*

Diese Übungen stellen das absolute Minimum dar, das nach jedem Training zu machen ist. Auch wenn Sie unter Tag etwas in Zeitnot geraten, erscheint das Stretching etwas lästig, und man neigt dazu zu fragen: «Muss das wirklich sein?» – Ja, es muss, gönnen Sie Ihrer Muskulatur diese regenerationsfördernden Maßnahmen direkt nach dem Training. Regelmäßig, gleichmäßig belastete Muskulatur neigt zur Verkürzung, verkürzte Muskulatur ist leicht anfällig für oft langwierige Verletzungen. Die 5 Minuten nach dem Training sind gut investiert.

Generell gilt: Je mehr Beweglichkeit – umso leistungsfähiger ist der Muskel!
Jede der Übungen wird zweimal (pro Seite) für etwa 20 Sekunden gehalten (statisches Dehnen).
Es sollten keine Schmerzen (Stechen, Ziehen, Zerren etc.) auftreten: die Dehnung nur so weit vollziehen, wie es der Muskel zulässt. Übung macht den Meister – bei regelmäßiger Anwendung wird die Dehnfähigkeit deutlich erhöht.

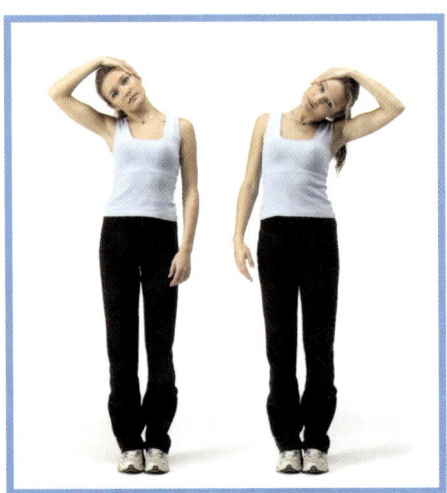

### Hals- und Nackenmuskulatur
Greifen Sie mit einer Hand über den Kopf zum gegenüberliegenden Ohr und ziehen Sie den Kopf zur Seite. Senken Sie die Schulter auf der Seite ab, deren Ohr Sie halten, um die Dehnung zu intensivieren.

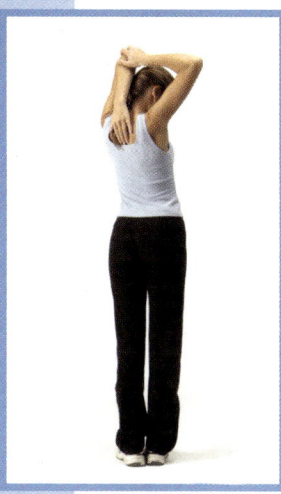

### Schultermuskulatur

Legen Sie eine Hand zwischen die beiden Schulterblätter und drücken Sie mit der freien Hand den Arm am Ellenbogen noch weiter nach unten.

### Seitliche Rumpfmuskulatur

Neigen Sie den Oberkörper zur Seite und ziehen Sie mit dem unteren Arm den oberen Arm und die ganze Seite «lang». Versuchen Sie, dabei normal zu atmen.

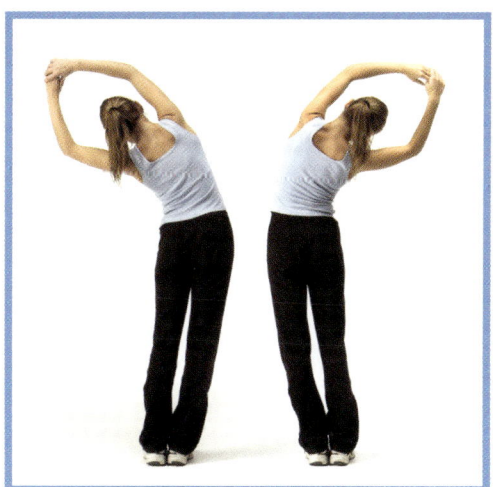

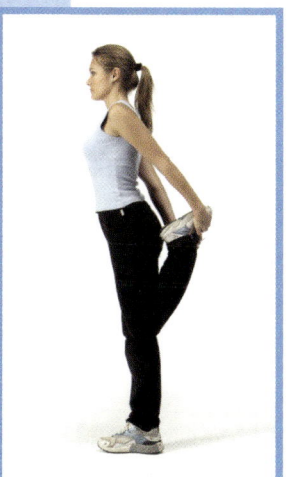

### Vordere Oberschenkelmuskulatur

Die Knie sollten nahe beieinander sein. Die Wirbelsäule ist lang gezogen. Ziehen Sie mit der Hand Ihren Fuß an das Gesäß. Beim Lösen den Unterschenkel langsam absetzen (nicht nach unten fallen lassen).

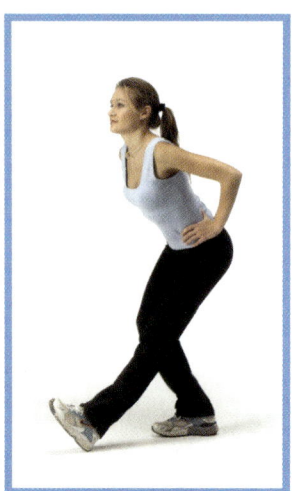

### Hintere Oberschenkelmuskulatur

Einen Fuß nach vorne setzen, den Fuß vorne anheben, sodass die Zehen nach oben zeigen. Die Hände in die Hüfte stemmen und mit geradem Oberkörper und stolzer Brust den Oberkörper langsam nach vorne absenken, bis eine gute Spannung im hinteren Oberschenkel auftritt.

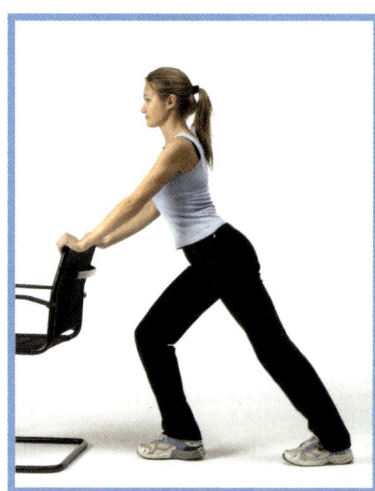

### Wadenmuskulatur

Einen Ausfallschritt nach vorne machen, am besten an einer Wand, einem Baum oder anderen festen Gegenstand abstützen. Das hintere Bein weit nach hinten, der Fuß muss komplett am Boden sein, die Ferse auch. Mit dem Becken eine leichte Vorwärtsbewegung ausüben.

# Weitere Regenerationsmaßnahmen

*Wasser*

Nach dem Cool-down und dem Stretching gilt es den Wasserverlust auszugleichen. Auch wenn Sie nicht stark geschwitzt haben und auch keinen großen Durst verspüren, so haben Sie Wasser verloren. Wir schwitzen ja pro Nacht auch bis zu 1,5 Liter aus, ohne das wir diese im Bett wiederfinden.

*Duschen und bewusst ausruhen*

Auf viele Personen wirkt eine Dusche wie der sprichwörtliche Jungbrunnen. Kurze Wechselduschen kalt/heiß bringen die ermüdete Muskulatur wieder auf Trab. Nutzen Sie auch andere Möglichkeiten der Körperpflege wie z. B. Eincremen. Jede Beschäftigung mit Ihrem Körper trägt zur Entspannung bei.

*Zusätzlicher Schlaf (Kurzschlaf)*

Dem kleinen Nickerchen zwischendurch werden ähnliche positive Wirkungen wie der Meditation nachgesagt. Eine Schlafpause von einer halben Stunde reicht bereits aus, sodass der Körper einige regenerative Prozesse vollziehen kann, um danach wieder einiges mehr an Leistungsfähigkeit zu bieten als vorher.

*Sauna*

Der regelmäßige Gang zur Sauna kann unter gewissen Umständen ebenfalls eine Maßnahme zur Regeneration darstellen. Folgende Voraussetzungen sollten dazu gegeben sein:
- Der Saunagang stellt kein gesellschaftliches Ereignis dar, bei dem mehrere angeregte Gespräche in der Saunakabine stattfinden, sondern es herrscht Stille.
- Die Temperatur ist angenehm und führt nicht zu übermäßig erhöhter Herzfrequenz oder gar Erschöpfung.
- Der Gang zur Sauna wird regelmäßig, Sommer wie Winter, durchgeführt.

*Massage*

Die klassische Massage und ihre fernöstlichen Pendants wie z. B. die chinesische Akupressur oder das japanische Shiatsu sind durchaus geeignete Entspannungstherapien. Ein erfahrener Therapeut weiß um die Zusammenhänge von Körper und Geist.

Denken Sie bei allem Fitness-Enthusiasmus immer daran:
- Sie werden erst nach dem Training besser!
- Ohne ausreichende Regeneration ist ein Training umsonst!
- Anspannung – Entspannung sowie Training – Regeneration, das eine existiert ohne das andere nicht.

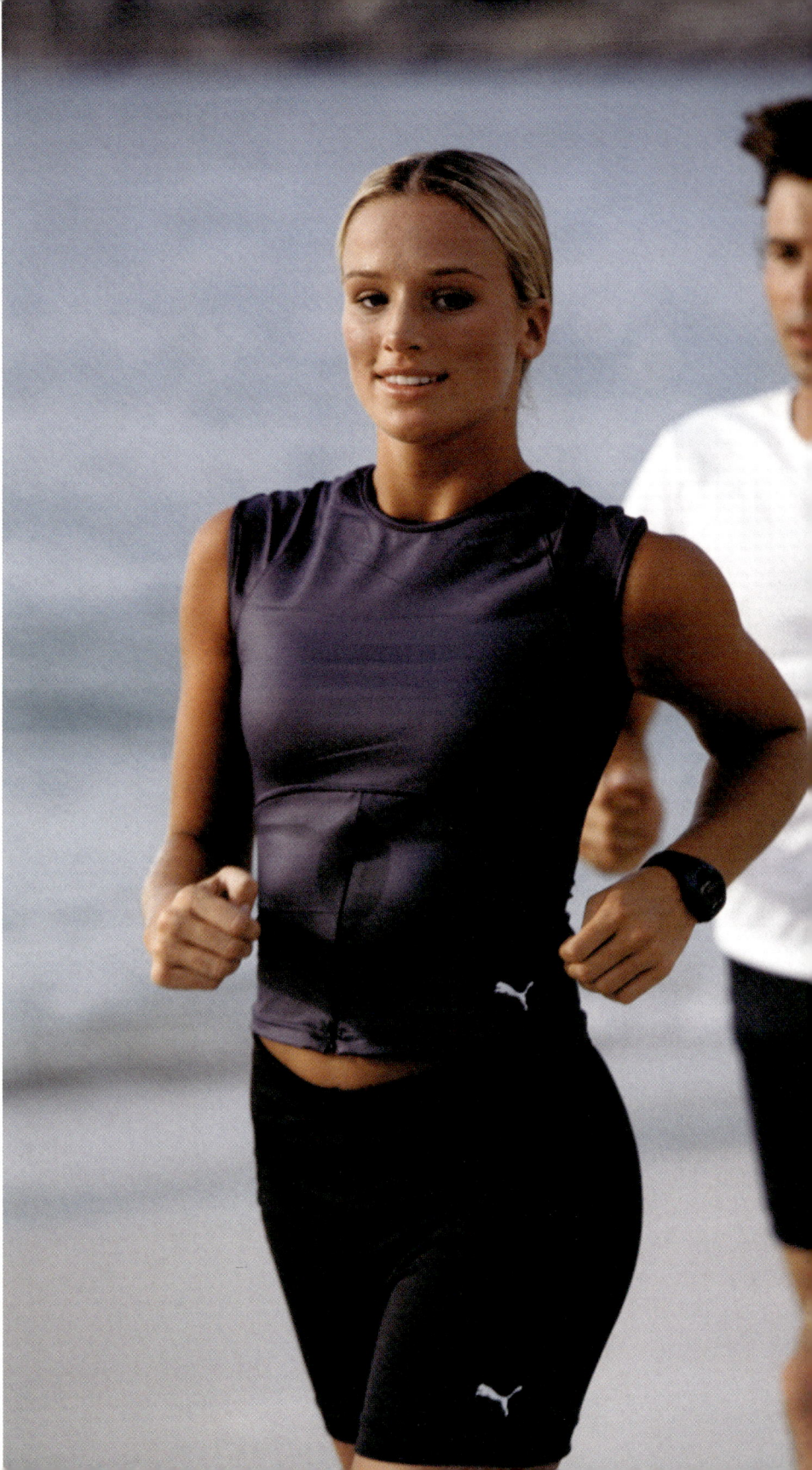

# Ernährung und Training

## GA1-Training: Fettstoffwechsel

**Beginnen Sie das Training nüchtern,** am besten morgens vor dem Frühstück.

Haben Sie vor Ihrem Training Nahrung zu sich genommen, dann wird der Körper immer bestrebt sein, aus dem, was Sie gerade gegessen haben, die kurzkettigen Kohlenhydrate zu resorbieren und diese für die Energiebereitstellung zu nutzen. Den für ihn als Notsystem fungierenden Fettstoffwechsel wird er nur geringfügig brauchen.

Also, **vor** dem Frühstück den Tag mit einem lockeren GA1-Training beginnen. Sie können so die einzige längere Nüchtern-Phase nutzen, die wir unserem Körper gönnen: die Nacht. Der Körper hat dann eine sehr hohe Bereitschaft, die Enzyme zu bilden, die für die Fettverbrennung nötig sind.

Bei der Vorstellung, morgens früh ohne Nahrung zu «trainieren», wird es vielen Menschen angst und bange. Jedoch wird hier wieder an Leistung und Sport gedacht. Die Intensität ist entscheidend – es funktioniert wirklich nur im unteren GA1-Bereich. Die meisten Personen sind, zumindest am Anfang, mit dem GA1-Bereich weder schnell noch intensiv unterwegs. Kommen Sie nie auf die Idee, ein GA2-Training ohne Nahrung durchzuführen!

*Sie sind Morgenmuffel? – Kein Problem!*

Am Wochenende ist die Sache klar: Erst GA1-Training und dann der Brunch. Aber unter der Woche noch eine Stunde früher auf-

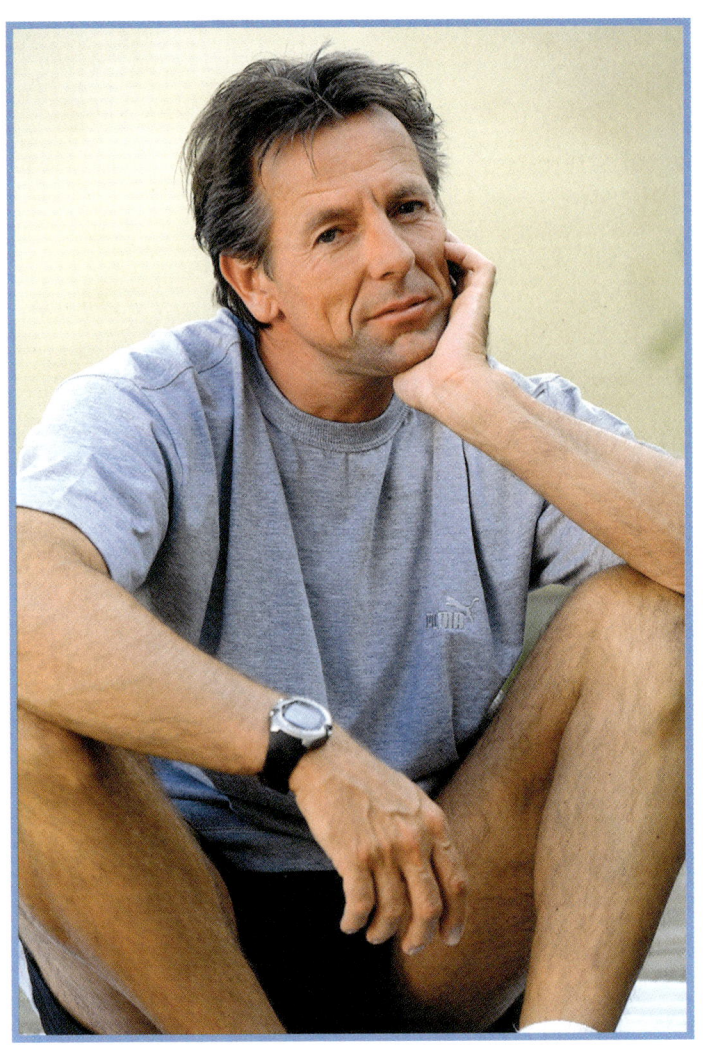

stehen ist nicht jedermanns Sache. Sollten Sie also Ihr Training aus zeitlichen Gründen mittags oder abends durchführen müssen, dann können Sie nahezu den gleichen Effekt erreichen, wenn Sie **drei Stunden vor Beginn keine Nahrung mehr zu sich nehmen**.

Natürlich müssen Sie Ihren Körper erst an dieses Nüchterntraining anpassen, wie bereits oben erwähnt: Als Untrainierter gleich mit zwei Stunden Fettstoffwechseltraining zu beginnen wäre grober Unfug. Steigern Sie – wie bei den Umfängen auch – in 10-Minuten-Schritten.

**Nehmen Sie auch während des Trainings keine Nahrung und/oder Getränke zu sich (Ausnahme: Wasser),** damit die Fettverbrennung optimal weiterläuft. Dies gilt auch für Säfte, Limonaden und Sportlerdrinks. Bei der Aufnahme auch nur weniger Schlucke eines kohlenhydrathaltigen Getränkes oder eines Stückes Frucht wird dem Körper bereits über den Speichel die Nahrungsaufnahme signalisiert. Die Prozesse der Fettverbrennung (Enzymbildung u. a.) werden primär durch den steigenden Insulinspiegel unterbrochen. Dazu versucht der Körper nunmehr,

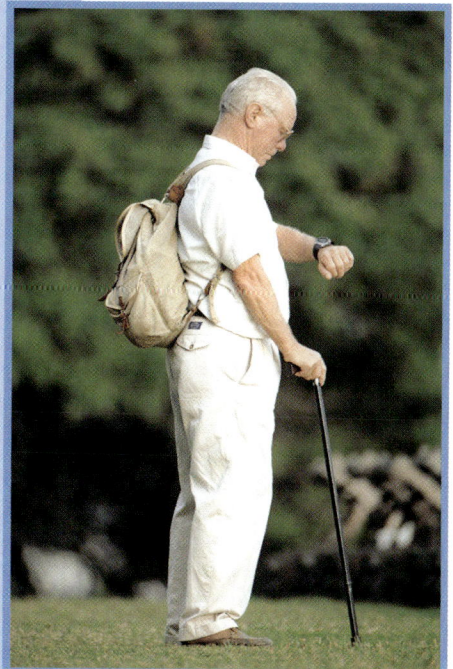

die Energie aus der zugeführten Nahrung, insbesondere aus kurzkettigen Kohlenhydraten (Einfachzucker), zu gewinnen. **Neutral verhält sich hier nur reines Wasser,** welches Sie **unbedingt** vor, eventuell während und direkt nach Ihrem Bewegungstraining zu sich nehmen sollten.

Nehmen Sie auch die erste Stunde **nach** dem Training keine Nahrung zu sich und beginnen Sie erst dann wieder zu essen. Somit läuft die Energiebereitstellung über die Fette weiter, auch wenn Sie nicht mehr die gleiche Energiemenge benötigen.

Anmerkung: Wohlgemerkt, diese Angaben gelten nur für das sehr gemütliche GA1-Training im untersten Bereich, und es setzt auch voraus, dass Ihre Herzfrequenzen dafür richtig ermittelt sind. Nochmals zur Erinnerung: Während der Bewegung sollten Sie das Gefühl haben, Sie würden das Tempo sehr, sehr lange durchhalten und nicht gerade nur kurze Zeit. Nach dem Training sollten Sie eher ein schlechtes Gewissen haben, Sie hätten nichts getan – dann klappt es auch mit dem Nüchterntraining ohne Probleme.

Sie sollten ein Fettstoffwechseltraining **nicht** nüchtern durchführen, wenn

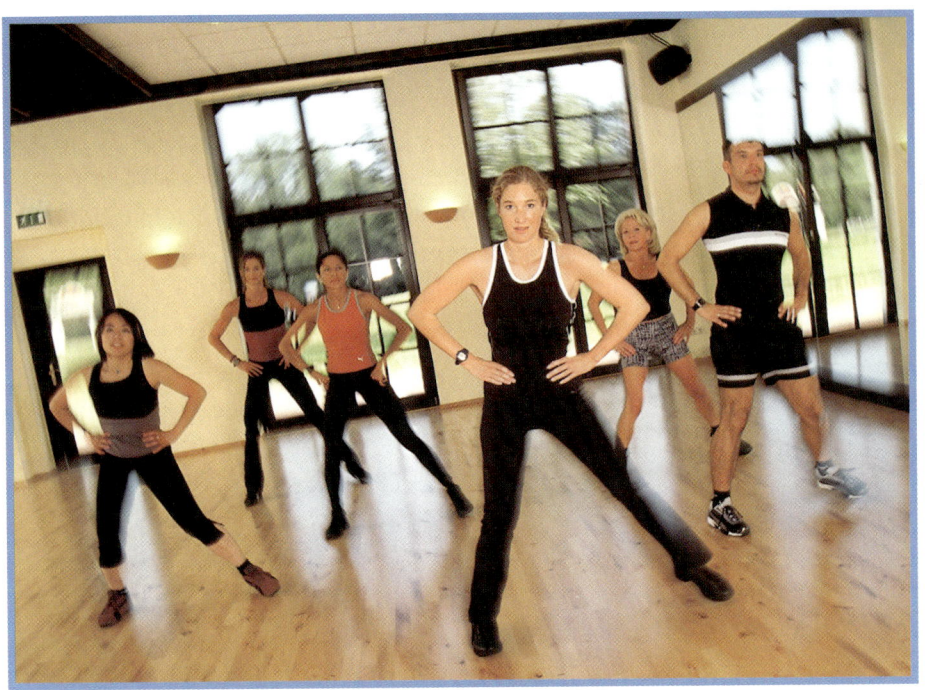

- Sie im Alltag leicht in die Unterzuckerung kommen;
- Ihnen häufig schwindelig oder schwarz vor den Augen wird;
- Sie Diabetes haben.

# GA2-Training: Verbesserte Fitness

Nochmals: Kommen Sie ja nie auf den Gedanken, ein GA2-Training wie gerade beschrieben nüchtern durchzuführen. Sie benötigen je nach Intensitätsstufe viele bis sehr viele Kohlenhydrate, und wenn Sie mit leeren Speichern ein mittelintensives Training durchführen, dann kommen Sie sehr schnell in die Unterzuckerung (Hungerast).

Nicht nur dass Sie nach etwa 1 Stunde nicht mehr richtig vorwärtskommen, auch der Trainingseffekt wird ausbleiben. Nüchterntraining ist wirklich nur für den unteren GA1- Bereich gedacht.

Für ein GA2-Training von etwa 1 bis 2 Stunden Dauer reicht es sicher, wenn Sie etwa 2 Stunden vorher die letzte größere Mahlzeit zu sich genommen haben und dann, Ihren natürlichen Hungergefühlen folgend, noch einen Snack, z. B. Banane, Müsliriegel etc., bis etwa 40 Minuten davor essen. Auch sollten Sie für zwischendurch einen Snack parat haben, damit Sie ein paar Kohlenhydrate nachfüllen können.

Mit dem GA2-Training haben wir primär die Arbeitsmuskulatur im Visier. Damit der Körper den Reiz auch richtig umsetzen kann, hilft es, wenn Sie am nächsten Tag (d. h. 20–24 Stunden nach dem Training) eine eiweißbetonte Mahlzeit einnehmen. Sie führen so dem Körper notwendige Aminosäuren zu, die er zum Aufbau des Struktureiweiß benötigt.

*Professioneller Rat*

In gut geführten Fitness-Centern gehört das Angebot einer individuellen und professionellen Ernährungsberatung zum Standard. Nutzen Sie diesen Service und lassen Sie sich zielgerichtet beraten.

Noch ein Tipp zum Schluss: Ein gesunder Menschenverstand und ein ehrlicher Umgang mit den natürlichen Körpersignalen ist immer noch der beste Ernährungsratgeber, den Sie finden können. Haben Sie Mut, auch mal verschiedene Sachen auszuprobieren, denn wie bei der Herzfrequenz, so läuft auch die Verdauung von Mensch zu Mensch sehr unterschiedlich. Sie sind ein Individuum und sollen es auch bleiben! Guten Appetit und viel Spaß mit «So einfach ist Fitness»!

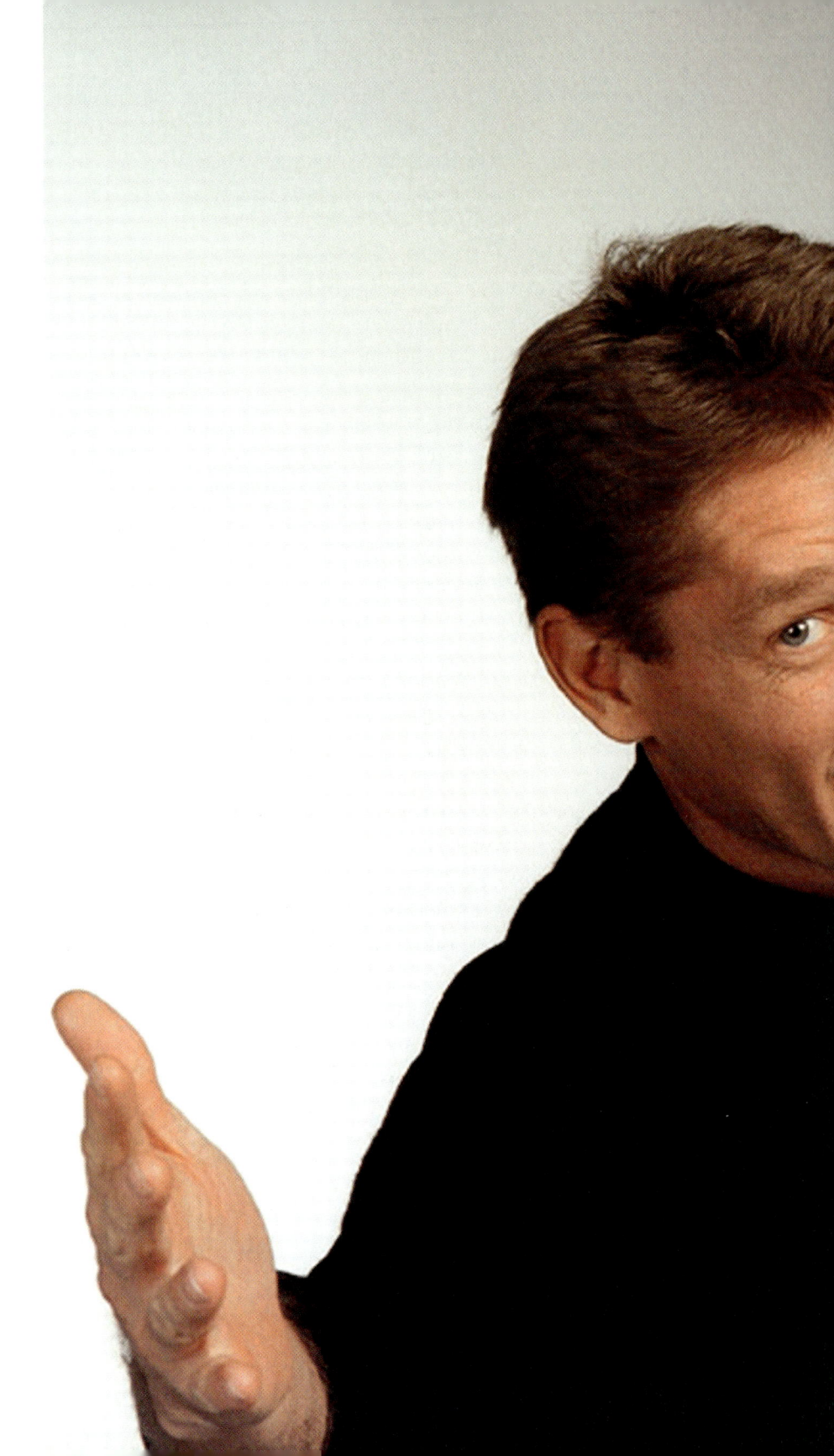

# Meine ganz persönliche Erfolgsgeschichte

Die eigene Entwicklung vom rauchenden und leicht übergewichtigen Bewegungsmuffel bis hin zum deutschen Rekordhalter auf der doppelten IRONMAN-Distanz (7,6 Kilometer Schwimmen, 360 Kilometer Radfahren und 84 Kilometer Laufen in 21:51 Stunden) führe ich primär auf vier Faktoren zurück:

- ein konkretes Ziel vor Augen, von dem Faszination ausgeht
- bis zu 90 % meiner Trainingszeit im Grundlagenausdauerbereich GA1
- Trainingskontrolle mit dem Pulsmesser
- viel aktive Regeneration (Meditation, Sauna, Massage) und mindestens zwei Ruhetage pro Woche

Meine sportliche «Karriere» begann mit 30 Jahren, zuvor habe ich den «Genussmitteltriathlon», eine todsichere Kombination aus täglich zwei Schachteln Zigaretten, viel Junk Food und Alkohol, gepflegt – Sport kannte ich sonst nur aus der Flimmerkiste. Massive Erschöpfungszustände bis hin zu Ansätzen eines Burnout-Syndroms zwangen mich zum Überdenken der eigenen Situation – ich trat die «Flucht nach vorn» an und begann zu joggen.

1989 – Ich renne meist schnaufend und hechelnd jeden zweiten Tag eine Distanz von etwa 4 Kilometern; wie man länger als diese Distanz laufen kann, ist mir unerklärlich. Ich «beiße» mich dennoch durch, beginne auch Rad zu fahren und nehme, animiert durch einen Freund, an einem Volkstriathlon teil. Danach benötige ich Wochen der Erholung.

**1990** – Ich tausche meine Tennisschuhe gegen richtige Laufschuhe aus und bekomme dennoch Schmerzen im Knie. Beim Sportorthopäden bekomme ich wegen meiner Senk- und Plattfüße Laufeinlagen verpasst (kann ich jedem mit Problemen nur wärmstens empfehlen). Beim Orthopäden ist auf dem Tisch eine überdimensionale Uhr aufgestellt. Da ich für technischen «Schnickschnack» immer zu haben bin, frage ich nach: «Das ist eine Uhr, die den Puls anzeigt …», bekomme ich zu hören. Ich weiß heute noch nicht, was mich damals getrieben hat, aber dieses Monstrum, etwa so groß wie ein heutiges Handy, war kurz darauf in meinem Besitz. Beim ersten Anlegen dann gleich die ersten Fragezeichen auf der Stirn: Die Uhr zeigte beim Sitzen auf dem Sofa Puls 80 an! Ich hatte was von 40 bei Sportlern, zu denen ich mittlerweile ja gehörte, gelesen. Ich probierte die Uhr auch mal beim Laufen aus; da sie permanent piepste, legte ich sie bald darauf erst einmal weg.

**1991** – Ein Laufkollege zeigt mir seine neue Pulsuhr und hält mir einen Vortrag, dass die Profis auch so trainieren. Er versucht mir so ominöse Dinge wie «die Schwelle» zu erklären; er habe einen Test gemacht, aber man könne das auch ausrechnen. Ich müsse demzufolge mit Puls 152 trainieren, um besser zu werden. Ich kramte meine Pulsuhr wieder hervor und probiere: Unter 160 nichts zu machen, da kann ich ja gleich spazierengehen!

**1992** – Ich absolviere einen Laktatstufentest und erfahre, dass ich, gemessen an meinem Leistungsvermögen, zu viel und zu intensiv trainiert habe. Dass ich die bisherigen Wettkämpfe, darunter immerhin zwei Ironman, gesund überstanden habe, sei eher ein Wunder, meinte der Sportarzt: «… das hast du alles mit deinem Kopf gemacht.» Stimmt – denke ich für mich.

**1993** – Im Frühjahr mache ich mein erstes Trainingslager auf Mallorca. Ich lasse mich nicht beirren und fahre nach den Vorgaben aus dem Test mit Puls 105–125, so langsam, dass das Rad fast umfällt. Da ich im Schneckentempo unterwegs bin, muss ich gezwungenermaßen allein fahren. Die anderen «bolzen», was das

Zeug hält. Nach acht Tagen sind die ersten Trainingsleichen aus-
zumachen. Ich komme im Gegensatz zu manch anderem gesund
aus Mallorca. Nach etwa fünf Wochen machen sich die ersten An-
zeichen einer gewaltigen Leistungsverbesserung bemerkbar: Mein
Ruhepuls sinkt unter 60 (vorher nie da gewesen), und auf dem
Rad habe ich bei gleichen Tempo wie zuvor etwa 20 Pulsschläge
weniger auf der Uhr. Die Wettkampfresultate von zwei identischen
Anlässen aus dem Vorjahr sind fantastisch, ich habe in den Rang-
listen einen Sprung vom hinteren Drittel in das erste Drittel gemacht und bin auf der Ironman-Distanz fast eine Stunde schneller, obwohl ich im Ziel das Gefühl habe, ich möchte noch länger.
Was mich aber noch viel mehr erstaunte, war, dass ich zwei Tage
nach dem Wettkampf nahezu erholt war und mit einem regene-
rativen Training beginnen konnte. Ein Jahr zuvor benötigte mein
Körper zwei Wochen Ruhe. Ich war so begeistert, dass ich fortan
nur noch mit Pulsmesser und mit Daten von Leistungstests trainierte und mich an immer längere Distanzen wagte.

**1994–1999** – Da ich nie großes Interesse an Wettkampfzeiten
verspürte, sondern das Erlebnis und das Finish im Vordergrund
standen, fing ich an, möglichst viele verschiedene Langdistanz-
triathlons rund um den Globus zu «sammeln» – 42-mal genoss ich
die Ironman-Distanz; hier ein paar Highlights aus meiner «MAN»-
Sammlung:
Powerman, Embrunman, Ironman, Diamondman, Zwiebackman,
Double-Ironman, Alpinman, Strongman, Euroman, Ultraman,
Triple-Ironman, Aitoman, Samsonman, SteelTownman, Magic-
man, Snowman.
Für mein Radtraining absolviere ich über die Jahre viele Touren
in den Schweizer Alpen, und auf den vielen Pässen bekomme ich
Lust auf die Gipfel – Vorboten einer neuen Leidenschaft.

**2000** – Animiert durch das Panorama beim Snowman, beginnen
meine Frau Sonia und ich mit unseren ersten Bergtouren. Unser
neues, gemeinsames Hobby, welches wir mit viel Leidenschaft
betreiben, ist gefunden. Ich beende zunächst meine MAN-Samm-
lung. Im Hochgebirge lernen wir, dass Kondition und Höhenver-

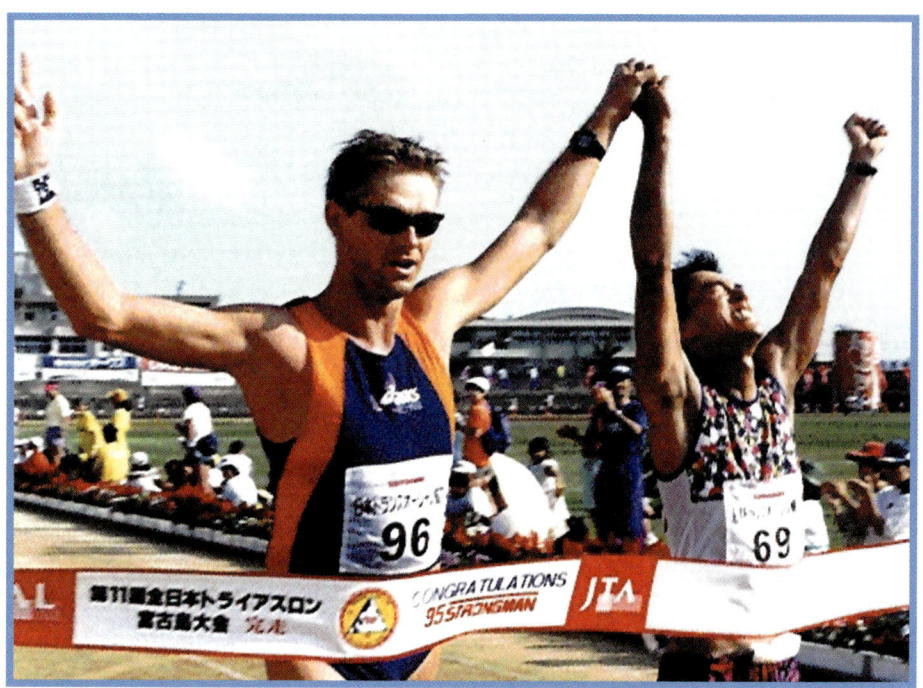

träglichkeit zwei verschiedene paar Schuhe sind und Ausdauer auch nicht gegen Blasen in neuen Bergstiefeln hilft. Da wir immer mit Pulsuhr unterwegs sind, haben wir stets Energiereserven und können bald auch längere Touren bewältigen. Wir erklimmen viele schöne und lohnende Gipfel.

2001 – Wir machen alleine eine Tour auf einen Nebengipfel des Montblanc – den Montblanc du Tacul mit 4248 Metern. An dem herrlichen Morgen starten etliche Seilschaften zum Gipfel. Am Anfang gehen viele Gruppen an uns vorbei, wir bleiben etwa 10–15 Schläge über unserem Grundlagenpuls und gehen nur an steilen Passagen leicht darüber, aber nie über unsere anaerobe Schwelle. Die Versuchung ist groß, das Tempo der anderen Gruppen mitzugehen, aber unser Puls belehrt uns eines Besseren. Wir sind etwa 40 Minuten später auf dem Gipfel als jene Gruppen, die uns überholten. Es ist immer noch strahlender Sonnenschein – Abstiegsstimmung macht sich breit. Wir warten noch etwas und folgen den anderen Gruppen, eine nach der anderen holen wir ein, wir merken, dass viele Bergsteiger nun Mühe haben. Auf dem

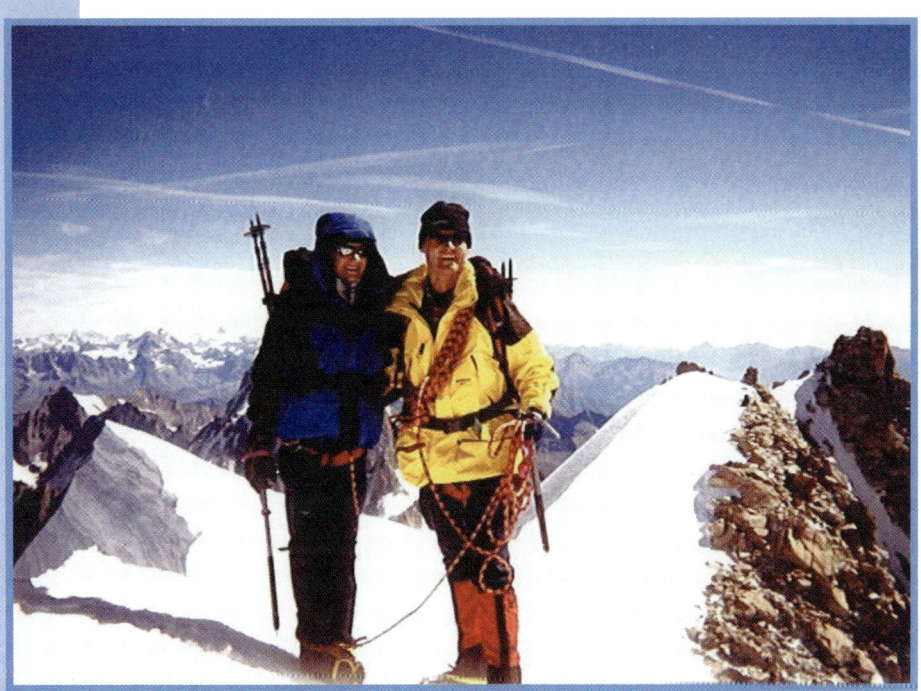

Rückweg zur Seilbahn muss dann noch ein Gegengipfel von
etwa 400 Höhenmetern bewältigt werden. Das Wetter hat schlag-
artig gewechselt, und im Aufstieg rächt sich dann für viele der
Gruppen das zu schnelle Anfangstempo. Einige Personen haben
gar keine Reserven mehr und müssen von Kollegen gestützt werden. Die zunehmend schlechte Sicht und die einsetzende Kälte
schlagen auf die Stimmung. Zum Glück ist der Rückweg derart
gespurt, dass man sich fast nicht verlaufen kann. Wir helfen, in-
dem wir zusätzlich zu unseren Rucksäcken noch zwei von anderen, uns unbekannten Bergsteigern tragen. Als wir später im
Tal ankommen, haben wir noch genug Energie, um den Abend
zu genießen, und machen am nächsten Tag eine weitere schöne
Tour. Einmal mehr sind wir für dieses kleine Instrument am
Handgelenk und die Kenntnis unserer Leistungsbereiche dank-
bar – dennoch wissen wir die Natur auch gänzlich ohne Uhr,
Handy, Notebook und ohne Pulsmesser zu genießen.

Oktober 2001 – Um in Ruhe einige Zeilen zu diesem Buch zu
schreiben, beziehe ich eine einsame Berghütte in den Walliser

Alpen auf etwa 2000 Meter Höhe. Die Ruhe und die Natur verursachen ein wohliges Gefühl in Kopf, Herz und Körper. Jeden Morgen hole ich Brot und Milch in der etwa 600 Meter höher gelegenen Bergstation – ein Fußmarsch von etwa 1,5 Stunden. Mittags wird das Holz für den Ofen gehackt und ein feiner Tee gekocht – so einfach ist Fitness!

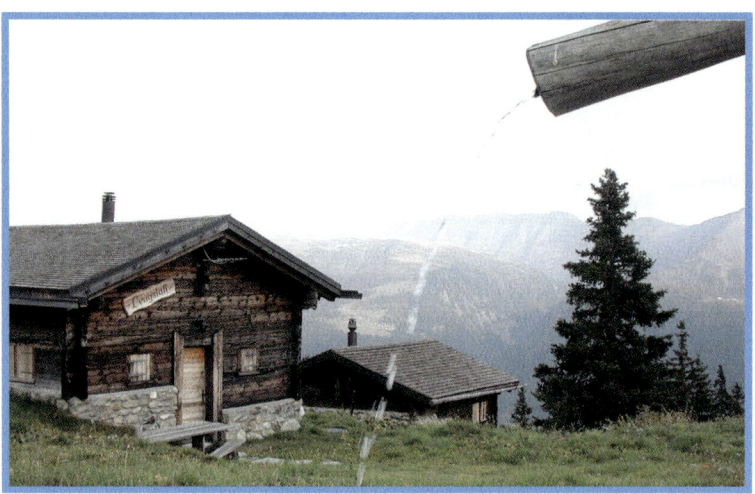

*An meine treuen Leser*

Sie haben bereits eins oder mehrere Bücher von mir gelesen. Zuallererst möchte ich Ihnen für Ihr Vertrauen danken! Sie werden in «So einfach ist Fitness» das eine oder andere bekannte Detail wiederfinden, doch der Zweck dieses Buches und der Grundtenor ist ein anderer: Es geht nicht um eine bestimmte Sportart wie Laufen oder Triathlon, sondern um den gezielten Aufbau der Grundlagenausdauer, vor allem für den Fitness-Anfänger, für den Bewegungsmuffel, der einen einfachen Einstieg finden möchte, und für jeden, der für andere Sport- bzw. Bewegungsarten seine Ausdauer verbessern möchte.

So wurde die Idee für dieses Buch auch durch treue Leser geboren, Leser, die die Bücher *MARATHON – das 4-h-Programm* oder *IRONMAN – das 8-h-Programm* gelesen hatten: «Schreiben Sie doch mal ein Buch für die Personen, die keinen Marathon oder gar Ironman absolvieren möchten. Man kann doch mit der gleichen

Zeit sparenden Methode auch als bisher untrainierte Person seine Ausdauer und seine Gesundheit verbessern. Ich möchte auch meine Freunde und Familie für Ihr gesundes Bewegungsprogramm begeistern.» – Na, dann mal los, getreu dem Motto: So einfach ist Fitness!

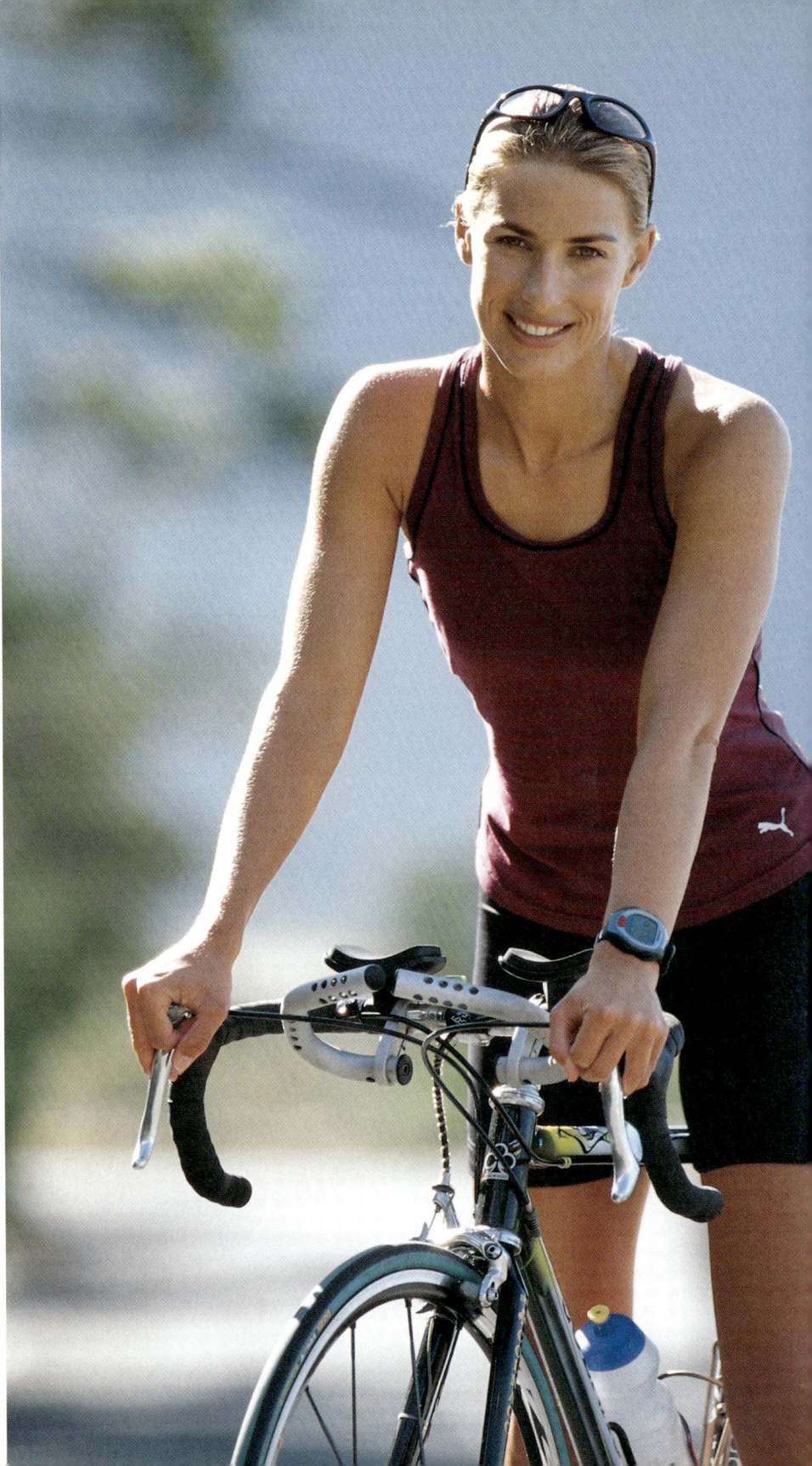

# Serviceteil

## Institute und Anbieter von
## medizinischen Check-ups

*Deutschland:*
IAS Institut für Arbeits- und
Sozialhygiene
Steinhäuserstraße 19
76135 Karlsruhe
Tel.: (07 21) 8 20 40
sowie
Alt-Moabit 101 A
10559 Berlin
Tel.: (0 30) 39 90 33 66

Medizinisches Zentrum
Parkhöhe
Hufelandstraße 18–20
34537 Bad Wildungen
Tel.: (0 56 21) 70 30

SKOLAmed GmbH
Höhenstraße 42
51588 Nümbrecht
Tel.: (0 22 93) 9 11 50

Tosma
Streckfußstraße 44A
13053 Berlin
Tel.: (0 30) 94 39 83 22
Fax: (0 30) 94 39 89 22

Zentrum für Leistungs-
diagnostik
Zimmer 714 / 7. Stock
Carl-Diem-Weg 6
50933 Köln
Tel.: (02 21) 4 98 25 18

contract:relax coaching
Axel Dörrfuß
Haupstr. 137
90562 Heroldsberg
Tel.: (09 11) 6 10 41 40
Fax: (09 11) 6 10 41 42

Medisport GbR
Gahlenfeldstraße 47
58313 Herdecke
Tel.: (0 23 30) 97 35 23
Fax: (0 23 30) 97 35 24

Professor Dr. Baum GmbH
Fr. Tierschke / Hr. Langenohl
Dürener Str. 411
50858 Köln
Tel.: (02 21) 2 78 10 52
Fax: (02 21) 2 78 10 54

MAS Institut
Marion Appel-Schiefer
Klosterstr. 79
50931 Köln
Tel.: (02 21) 48 19 91
Fax: (02 21) 48 82 46

Physio Tec GmbH
Nibelungenallee 37 – 41
60318 Frankfurt
Tel.: (0 61 09) 3 74 27
Fax: (0 61 09) 3 49 96

Prevention First
Dr. med. J. Scholl
Eibingerstr. 9
65385 Rüdesheim am Rhein
Tel.: (0 67 22) 40 67 00

Institut für Sport Karlsruhe
Dietmar Blicker
Kaiserstr. 12
76128 Karlsruhe

Dr. Rainer Mueller-Hoerner
Tuchenbacher Str. 3
90587 Veitsbronn
Tel.: (09 11) 7 53 05 44
Fax: (09 11) 7 53 05 48

Strunz GmbH
Günther Weber
Allersberger Str. 54
91154 Roth
Tel.: (0 91 71) 84 35 20
Fax: (0 91 71) 84 35 21

Hubert Schwarz & Cie
Ungertal 2 1/2
91186 Büchenbach
Tel.: (0 91 22) 9 30 70
Fax: (0 91 22) 93 07 20

Medical Consultants
Dr. Spitzbart
Eckenhaider Weg 6
91207 Lauf
Tel.: (0 91 26) 47 30

Leistungs- und
Diagnostikinstitut
M. Weber, Dipl. Sportlehrer
Kurstraße 14
88175 Scheidegg
Tel.: (0 83 81) 94 28 50
Fax: (0 83 81) 94 28 67

Institut für Sportmedizin
Univ.-Prof. K. Völker
Horstmarer Landweg 39
48149 Münster
Tel.: (02 51) 8 33 53 91
Fax: (02 51) 8 33 53 87

Sportmedizinisches Institut
Ergometrie
Otto-Fleck-Schneise 10
60528 Frankfurt
Tel.: (0 69) 678-099-22

MSG Zentrum für Sportmed.
Peiner Str. 2
30519 Hannover
Tel.: (05 11) 84 20 40
Fax: (05 11) 8 42 04 10

Sportmedizinischer Service
Spandauer Damm 130
14050 Berlin
Tel.: (030) 30 11 82 16

Sportmedizin der Philipps-
Universität
Barfüßerstr. 1
35037 Marburg
Tel.: (064 21) 2 82 39 55

Rehaklinik Saarschleife
Cloefstr. 1 a
66693 Mettlach-Orscholz
Tel.: (068 65) 90 18 30

Dr. Schimpf + Partner
Starenweg 5
68535 Edingen

Sport-Institut Stuttgart
Martin-Luther-Str. 3
70372 Stuttgart
Tel.: (07 11) 5 56 50

Medizinische Klinik und
Poliklinik
Hölderlinstr. 11
72074 Tübingen
Tel.: (0 70 71) 29 64 93

Sportmedizinische Praxis
Dr. med. Tanja Engels
Bismarckstr. 53
74321 Bietigheim
Tel.: (0 71 42) 2 17 27

Sportmedizinisches Institut
Dr. Wittke
Austraße 2
95444 Bayreuth
Tel.: (09 21) 6 33 30

PReDIa Sport
Virchowstr. 22
97072 Würzburg
Tel.: (09 31) 8 60 62

Institut für Prävention und
Diagnostik Regensburg
Im Gewerbepark D50
93059 Regensburg
Tel.: (09 41) 4 64 18 27

Schüchtermann-Klinik
Inst. f. Sportmedizin
Ulmenallee 11
49214 Bad Rothenfelde

*Schweiz:*
check-up AG
Römerstraße 176
CH-8404 Winterthur
Tel.: (0 52) 2 45 05 55
Fax: (052) 2 45 05 59
E-Mail: info@check-up.ch
Internet: www.check-up.ch

Morosani MED Fit Check
Morosani Post Hotel
CH-7270 Davos Platz
Tel.: (0 81) 4 13 74 74
www.moresani.ch

## Bezugsadressen für Herzfrequenzmessgeräte der M-Serie (OwnZone®)

*Deutschland:*
Polar Electro GmbH
Deutschland
Hessenring 2
64572 Büttelborn
Tel.: (0 61 52) 92 36-0
Fax: (0 61 52) 92 36-20
www.polar-deutschland.de
International: www.polar.fi

*Schweiz:*
LMT Leuenberger
Medizintechnik AG
Industriestraße 19
CH-8304 Wallisellen
Tel.: (01) 8 77 84 85
Fax: (01) 8 77 84 99
www.lmt.ch

*Österreich:*
Comesa GmbH
Baldassgasse 5
A-1211 Wien
zi@cps.at

## Ausgewählte Fitness-Center, die mit dem OwnZone®-Konzept arbeiten

*Deutschland:*
Gesamtliste erhältlich unter
www.ownzone-studio.de

*Schweiz:*
Gesamtliste erhältlich bei
LMT Leuenberger
Medizintechnik AG
Industriestraße 19
CH-8304 Wallisellen
Tel.: (01) 8 77 84 85
Fax: (01) 8 77 84 99
www.lmt.ch

## Bezugsquellen Körperfettmessgeräte

*Deutschland:*
NAIS Wellnesslife GmbH
Hansaallee 201
40549 Düsseldorf
Tel.: (02 11) 5 95 17-0
www.nais.de

Tanita Europe GmbH
Dresdener Str. 25
71065 Sindelfingen
Tel.: (0 70 31) 6 18 96
www.tanita.de

*Schweiz:*
Lamprecht AG
Birchstraße 18
CH-8050 Zürich
Tel.: (01) 3 18 73 11

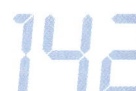

## Der Autor

**Ole Petersen,** dänischer Abstammung, geboren 1961, studierte Betriebswirtschaft in Düsseldorf und war bis zum 30. Lebensjahr Nichtsportler, starker Raucher und leicht übergewichtig. Er organisierte dann im eigenen Betrieb Laufgruppen, begann 1989 mit Triathlon und absolvierte in den Jahren 1991 bis 2000 neben Beruf und Familie über 40 Ironmen. Ole Petersen ist seit 1994 deutscher Rekordhalter auf der doppelten Ironman-Distanz mit 21:51 h. Er hat somit alle Phasen und Leiden vom rauchenden Bewegungsmuffel bis hin zum Ultra-Triathleten der Weltklasse durchlebt. Bekannt ist Petersen auch als Autor der erfolgreichen Bücher «Lifepower», «Marathon», «Ironman», «Der Fatburner» sowie der Managementtitel «Gesundheit ist Chefsache» und «Fit & top im Job».

## Fotos

Alle Fotos stammen von Polar Electro GmbH, außer
Ole Petersen S. 61, 76, 128, 132, 133 und 134
Norbert Gunther S. 51, 71, 120, 121 und 122
Tanita S. 75.

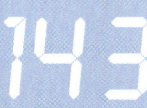

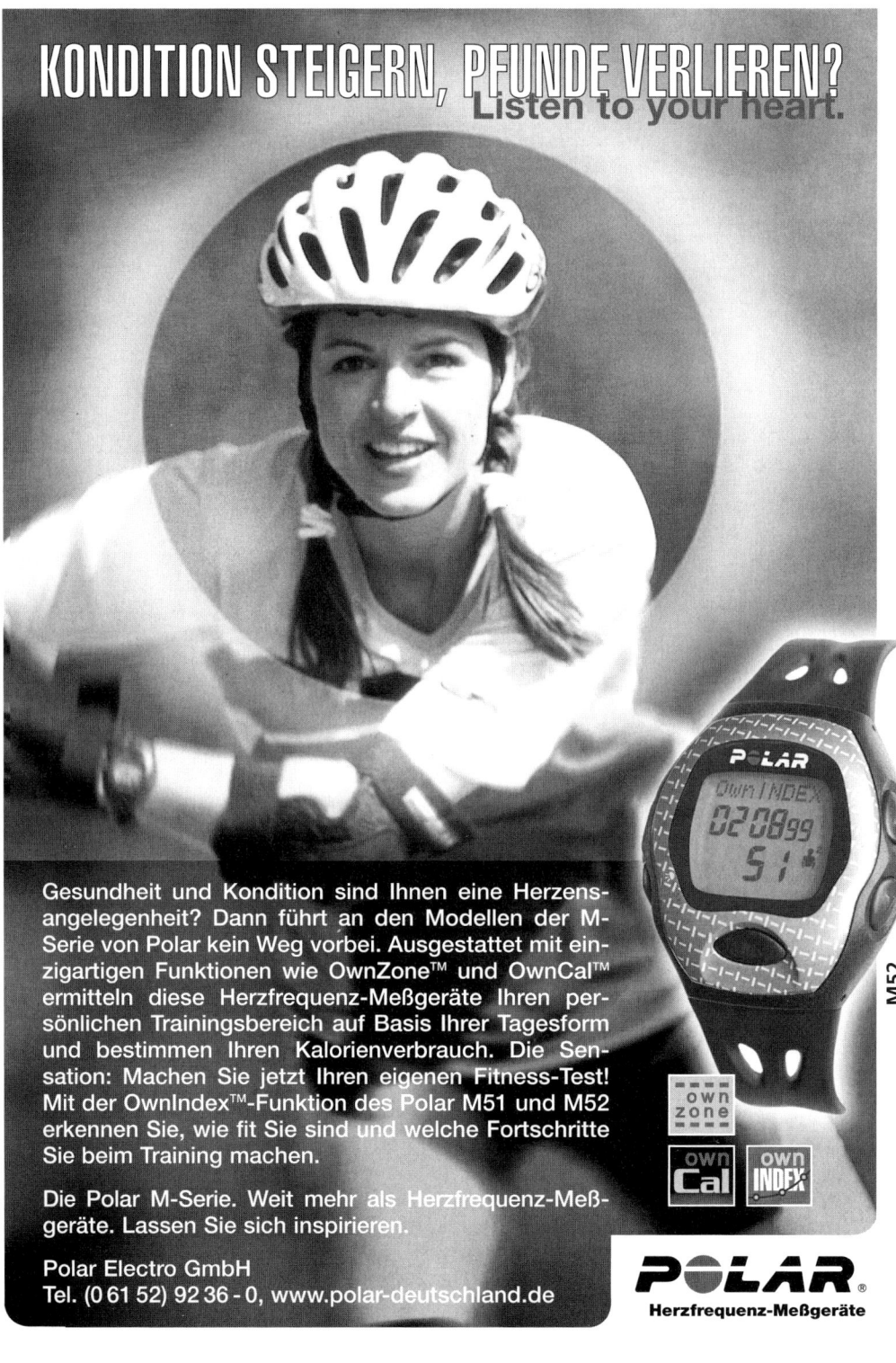